科学家之梦
DREAMS OF
SCIENTISTS

Quest for the
Mysterious
Brain

探索脑的奥秘

杨雄里　肖晓◎著

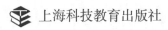
上海科技教育出版社

作者简介

杨雄里 复旦大学教授,脑科学研究院学术委员会主任,《辞海》副主编。1963年毕业于上海科技大学,1980~1982年在日本国立生理学研究所进修期间,获日本学术博士学位。1985~1987年先后在美国哈佛大学和贝勒医学院工作。1991年当选中国科学院学部委员(院士),2006年当选第三世界科学院院士。长期从事神经科学研究,特别是视网膜神经机制的研究,取得了若干重要成果,曾获中科院、教育部、上海市自然科学一等奖,被评为上海市科技精英。曾任中国科学院上海生理研究所所长、中国生理学会理事长、《生理学报》主编、*Progress in Retinal and Eye Research*等国际学术杂志编委等。主持过多项国家级神经科学科研项目(973项目、国家自然科学基金委重大项目等)。

肖晓　复旦大学类脑智能科学与技术研究院青年研究员，博士生导师。复旦大学类脑研究院认知神经科学中心执行主任，民建上海市委人工智能专委会副主任，上海青年科技启明星。2007 年毕业于西安交通大学，2012 年获复旦大学神经生物学博士学位后，在美国耶鲁大学完成博士后研究及工作。2018 年作为引进人才回国后，获国家重点研发计划、国家自然科学基金委、美国心脏学会 FDA 项目等多项研究资助。近年来，应用多学科手段，对情感障碍和认知缺陷的环路和分子机制进行研究，取得一系列重要成果，在神经科学权威期刊上发表多篇学术论文。现任 *Journal of Biomedical Science* 等 3 种国际学术杂志编委。

内容提要

近年来科学家对大脑奥秘的探索取得了飞速的进步,同时也面临着强劲的挑战。本书的两位作者在神经科学领域有多年工作经验,基于对这一领域发展趋势的分析,扼要介绍了其中的几个重要分支——感知、记忆、意识研究的现状和进展,由此引出若干重要问题的讨论,如感知机制的新认识对哲学观念的深刻影响、对记忆痕迹研究的曲折道路引出的启示、世界之结——意识探究的困难,也指出了明日脑科学的主题将是破译心智活动的本质。本书还以相当的篇幅,讨论了公众关心的脑疾患诊治、类脑人工智能、脑机接口等对社会有深远影响的重大话题。

目 录

前言 / 001

第1章 科学的终极疆域 / 005

第2章 感知的本质 / 017

第3章 记忆之谜 / 033

第4章 意识——世界之结 / 043

第5章 脑疾病症结 / 056

第6章 人类智能 vs 人工智能 / 067

第7章 脑机接口——变科幻为现实 / 081

第8章 启示和思考 / 092

名词解释 / 105

参考文献 / 115

图片来源 / 121

前 言

  上海科技教育出版社邀请我为"科学家之梦"丛书撰稿,这给了我一个机会,使我有可能将近年来对脑科学的若干问题的思索,作为一家之言,与学界同仁进行交流。我自1963年懵懂进入这个新开垦的学术领域,不离不弃,迤逦而行,凡50余载,在见证了这个领域的成就和辉煌的同时,也不免有所思考。起初多半是为了具体实验的顺利推进,或是为了不使自己的研究陷于泥淖。而随着马齿渐增,更多的是考虑这门学科及其各分支的总体发展趋势,特别是2015年春参与了"中国脑计划"的部分筹备工作,要求我对几个主要分支的研究进展情况有较为全面的把握,为此,我广泛阅读了一些文献和专著。几十年养成的专业习惯,使我在不断积累知识的过程中,也不时捎带了一点批评的眼光,还信手留下了一些笔记。所积累的这些材料使我对脑科学的现状略知一二,而笔记本中的书面记录,正好成为点评的素材。于是，按照这套丛书的出版目的：让公众更多地了解科学家们正在做什么，在研究什么问题，以及公众最想知道什么，本书以介绍脑科学的现状和面临的挑战为起始篇，之后就感知、记忆、意识、脑疾患、人类智能 vs 人工智能，乃至心灵感应（脑机接口）等若干分支，围绕几个重要问题，以近年的研究进展为铺垫，夹叙夹议，最后则以自己在脑科学的发展历程中的感悟和思考收篇。这类文稿，为作者提供在某个学科分支驰骋思维、彰显思考张力的舞台，当然也是对作者驾驭该领域发展的一种考察。

我邀请了年轻的同事肖晓参加了本书的撰写。她在脑科学和生物医学工程方面具有很强的学术能力，思路清晰，文笔流畅。她主笔第6章和第7章，与我合作撰写了第5章，对其他各章也多有贡献。为了确定全书的框架，并保持写作风格的统一，我们在撰写之前就共同商定了提纲，在撰写过程中多次进行细致的讨论，在定稿时，由肖晓负责提供"名词解释"，而我本人则对全书内容认真进行了订正，对通篇文字加以润色。

在脑科学这样一个发展得极其迅速的"终极的疆域"，许多问题见仁见智，众说纷纭。在本书中，我们在充分展现自己观点的同时，也对不同的观点作了尽可能公允的评述。我们无意臧否他人，但是对一些有争议的问题，确实需要经过热烈而又理性的讨论，在某种程度上达成更接近真理和客观现实的共识，这就是我们的目标。我们不可能作全面的评述，这超出了我们的能力，篇幅也不容许，但是我们选择的几个分支以及讨论的问题既有学术意义深远的，又有大众感兴趣的，可以说有一定的代表性。另一点需要说明的是,本书叙述科学内容时一般不涉及具体的实验细节,而是更多着眼于相关科学问题的讨论。这种讨论不仅要求参与者(包括作者和读者)熟谙科学内容,而且对问题有深刻的思考。

为了使读者易于理解本书的科学内容,在无损科学准确性的前提下,我们努力使文字浅显生动,叙述流畅。对普通读者不熟悉的脑科学专业术语,除了一部分在正文中作了解释外,均汇集在书末的"名词解释"中,供读者参考。在文献引述方面,我们按照科普作品的标准作了一点梳理,其中主要是综述性论文或专著,也有部分原始文献,谅必有遗珠之憾。我们热忱欢迎专家和读者提出批评和建议。

在撰写、出版过程中,承蒙王世平总编悉心指导、细致安排,责任编辑殷晓岚和美术编辑杨静辛勤工作,一丝不苟,我们谨表深切的谢意。

"中国脑计划"实施在即,我们企盼这本小书起一点推波助澜的作用,虽势单力薄,唯愿以此涓涓细流融入中国脑科学的巨大洪流中去。

第1章
科学的终极疆域

　　我有时会突发异想：如果没有人类的大脑，地球世界将会是何等模样？虽然我们可以肆意想象，却无法对谁也没有经历过的那样的世界作清晰的描述，但能够肯定的是，世界不会像今天那么精彩，这显然是因为这个世界所有出彩之处缘于有了人类的大脑。如果没有大脑，即使有出彩之处，也不可能被欣赏，当然也就无精彩可言。在当今的世界中，绝大多数人都会同意，大脑是人类认识客观世界的主体，现在，科学家要用这个认识主体来认识大脑本身，这种自我指涉(self-referential)的研究所界定的岂非科学的终极疆域吗？当我们终于把认识主体也搞得一清二楚的时候，难道不意味着科学的帷幕正在缓缓降下吗？当然我们不相信这一天会到来，因为这个终极疆域的开拓不会有边界，因此对大脑的研究将永无止境。[①]

　　大脑的各种功能，特别是精神行为，是大脑的某个特殊区域的

---

　　① "脑"狭义上指中枢神经系统(有时特指大脑)，也可泛指整个神经系统。在本书中不作严格的限定；脑科学即等同于神经科学。

活动(细胞连接论),还是整个大脑活动在某种特定情况下的体现(集合场论),曾有过长期的争论。经过一个多世纪的研究,逐步达成了共识:大脑的不同区域具有功能上的分工,即存在着功能定位(如视区、听区等),布罗德曼(Brodmann)大脑皮层功能区(图1.1)的划分基本上是正确的,而基于失语症患者生前言语障碍特点的分析,结合其去世后的解剖学观察,确定的语言区的定位,可以说是早期脑研究在宏观层面取得的代表性研究成果。需要指出的是,由于神经信号的串行性和平行性加工,大脑的功能定位通常比传统意义上的更宽泛,所谓的功能定位只是在相对意义上才成立。至于高级的精神性活动(如语言、思维、意识、认知、情绪等),无疑将涉及多个脑区。

宏观层面的研究着眼于新现象的描述和解释,一般不涉及机制的分析。随着研究的深入,也由于实验技术的不断进步和发展,微观层面的研究开始崭露头角,并迅速发展起来。特别是20世纪60年代细胞生物学和分子生物学的崛起,为脑科学提供了新的理论和实验手段,从而使微观层面的研究在整个脑科学的发展中长期起着主导的作用。脑科学(神经科学)的以下若干重要分支的研究进展给人印象深刻。

1. 神经元学说和神经科学的两个基本原理

确认神经细胞(神经元)是神经系统的基本构组单元,这些结构独立、边界清晰的神经细胞,经连接点(突触)构成神经网络。确

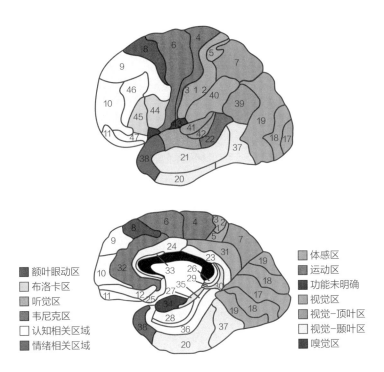

图1.1　布罗德曼大脑皮层功能区。布罗德曼分区系统是按细胞组构将大脑皮层划分为一系列解剖区域的系统,每个半球52个分区,分别实施不同功能,在图中不同功能区域用不同颜色表示,如绿蓝色17、18、19区为视皮层区。其中一些区域按组构的特点已经被细分为若干亚区(如23区被分为23a和23b区等)。在物种间存在一定差异,同一分区号码在不同的物种并不一定代表功能相似的区域。

立了两个重要原理:① 动态极化原理:信号在神经细胞沿特定方向流动(树突/胞体→轴突);② 连接特异性原理:神经细胞间的连接高度有序,而且具有特异性,并非杂乱无章。

2. 神经信号的产生和传递

确认绝大多数神经细胞均以产生的电脉冲群(动作电位)作为传递信息的信号。阐明了动作电位的产生以及沿神经纤维传导的规律和离子机制。

3. 突触传递

阐明了神经信号通过突触传递的机制,即神经递质如何从突触前终末释放,作用于突触后受体,引起一系列反应。神经信号在通过突触传递的过程中,受到各种形式的调制。

4. 不同脑区信息处理机制

在若干脑区(视皮层、海马、嗅球、小脑等),通过对各类神经细胞的形态特征和功能特性的相关分析,了解了有关神经信息处理的特点,以及这些特点的生理意义。

5. 学习记忆机制

通过对低等动物模型的分析,提出了学习记忆所遵循的基本原理。对高等动物记忆机制也形成了总体框架。

6. 感觉信息处理和运动机制

相当清晰地认识了大脑对机体各种感觉信息的处理、加工,以及对机体各种运动的控制。

7. 遗传因素的影响

遗传因素对神经系统功能的巨大影响逐渐被揭示,引起了人们的高度重视。

8. 脑疾病的诊治

对脑和神经系统疾病的病因和发病机制有了一定程度的了解,诊断和治疗手段日益进步。

这些令人瞩目的进展向人们展示了一幅关于神经活动及其机制的崭新画面,深刻地阐释了神经活动的本质。在我们看来,直到今天这个层面上的研究仍然主导着脑科学的发展。

这种微观层面,即细胞和分子层面上的研究,就其本质而言,属于哲学上还原论的分析方式。按照这种观点,复杂的系统、事物、现象,可以将其化解成多个组分来加以理解和描述。这种观点有合理、正确的一面,即脑的活动基础确实可归结为一系列细胞和分子水平上发生的事件,因此,这样类型的研究当然是必要的。然而,单纯进行这方面的研究是跛足的,这就好像研究羽毛的特性,不可能完全了解鸟是如何飞行的一样。当不同的分子组成神经元后,神经元的特性不再是各组成分子特性简单的总和,为了解释细胞的功能,必须考虑到所组成细胞的新特性。当不同种类神经元经过突触组成神经环路后,情况也类似。因此,试图通过细胞分子层面上的分析来推演脑活动的规律和机制,有其本质上的局限性,必须十分谨慎。

随着细胞分子层面研究的不断进展,科学家们愈益深刻地认识到这种研究的局限性。近年来,应用无创伤脑成像技术,如正电子发射断层扫描术(PET)、功能性磁共振成像术(fMRI)、脑电记录技术等,有可能对大脑实施某种功能时不同脑区大群神经元的活动及其动态变化进行检测和分析,这形成了脑科学研究发展的另一个重要趋势。这方面研究将需要回答的问题的核心是:神经环路,乃至不同脑区神经元,是如何组织起来,协同工作,以实现脑的高级复杂功能的?在病理情况下,这些活动又发生了什么变化,从而导致脑功能紊乱?尽管这方面的研究还处于起步阶段,在技术上也还存在不少难点,但已经为大脑整体活动状况和多功能之间的相关提供了许多重要信息。

以上两方面的研究都取得了显著的进展,并且互相推动,互相促进,使我们对脑的运作原理和机制的认识发生了深刻的革命性变化,向前跨进了一大步。这是脑研究极其辉煌的时代,研究队伍之壮大,研究经费投入之可观,研究进展之迅速,均前所未有。在这种背景的衬托之下,各国相继推出了脑计划以及类脑智能研究,把脑科学推向了社会,推向了公众。所有这一切都为脑科学的进一步发展提供了稳固的平台。在这样的平台上,我们可以驰骋自己的想象,实现自己的梦境。

尽管脑科学研究取得了重大的进展,但这个领域的科学家清醒地认识到他们面临着重大的挑战。这里说的挑战,并非在研究推进过程中总是会遇到的林林总总的困难。可以说,科学就是在克服困难、冲破瓶颈的过程中向前推进的。这里说的重大挑战,是指在学科推进的过程中存在着认识上的明显的鸿沟,这些鸿沟的产生可能是由于技术上的问题,即目前还缺乏跨越鸿沟的有效方案,也可能是由于理论上的问题,即对出现的重要实验现象无法作出适当的解释。不管是哪一种类型的鸿沟,一经跨越,对问题的认识就会出现质的飞跃。

目前学界取得的基本共识之一是,在介观层面上对脑的活动的了解还十分有限。所谓介观层面(mesoscopic level)的研究,通常包括对以下问题的研究:神经环路中各种不同类的神经细胞如何协同起来实施其功能及机制? 不同脑区之间如何连接及动态变化? 这种结构上的动态变化如何与功能相关? 现时的研究,一方面是在微观(细胞分子水平)层面上,对单个细胞和少数几个细胞组成的神经环路的研究;另一方面则是在宏观层面上,运用无创伤脑成像技术,对大群神经元活动的总体分析。由于成像技术眼下的时间分辨能力和空间分辨能力均十分有限,完全不可能来判断这大群神经元中每一组构单元的活动情况及其随时间的变化。这样,在介观层面上,对各种类型的神经元是如何把兴奋、抑制动态过程结合起来,从而实施某种功能,并表现为动物的特定行为,所知甚少。实际上,我们还缺乏成熟的技术,不能以足够高的时间和空间分辨能力来检测神经环路的每个组构单元在实施某种功能时各个表现的活动状态,从而形成与这种功能相对应的神经元活动的时空模式。这种状况可以用观看数码照片的情况来类比(图1.2)。对单个或几个神经元活动的分析,就好像是近距离观看一幅像素很高的照片,虽然可以看清楚局部的细节,却忽略了整个画面。相比之下,用无创伤脑成像技术对脑大片区域的神经元活动状态的分析,就如同看到了整体的画面,但由于缺乏足够高的空间分辨能力,看不清图像的细节。消除这一鸿沟的理想途径是,需要研发出一套空间分辨能力极高又可调节的神经元活动的检测系统,就像一台可灵活改变焦距的高空间分辨能力的高级相机,可按分析的目的和需要,或还原成微观水平,或逐渐提升至介观和宏观水平。从原理上来看,这很像眼的屈光系统,它与视网膜神经环路信息处理机制协同工作,能够按需要自动调节焦距,改变视网膜空间分辨能力。这样的系统的研制,无疑将与纳米技术、电子芯片,以及其他新技术的研发相结合。近年来,不少实验室已经在这一方面做出了颇有影响力的重大研究成果。脑彩虹(brainbow)大脑成像技术,通过使用荧光蛋白和鼠大脑的神经相结合,可以区分不同类型的神经细胞。另一项技术称为双光子介观显微镜(two photon mesoscope),能够通过颅骨透明化或者使用光学显微探孔的方法,捕捉模式实验动物脑内各种神经环路的活动,对大量神经元的钙激活模式进行三维成像和分析。这项技术还能在显微镜和计算技术的协同下,大规模地绘制出神经元的影像,并对其进行分析,一次成像就可以拍摄1000多个神经元。甚至实验动物在虚拟现实环境中完成不同的任务时,或者在核磁共振状态下,其脑中大规模的神经活动也能被实时记录下来。

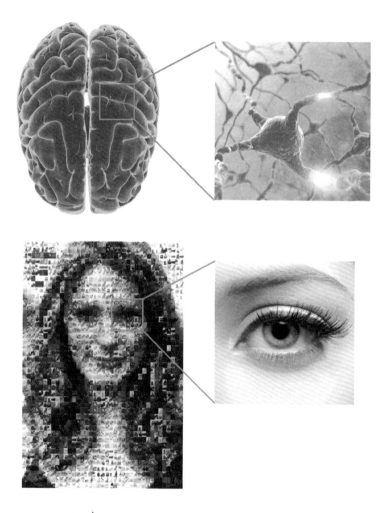

图 1.2　以数码成像的照片来比喻对脑的工作原理认识上的鸿沟。运用无创伤脑成像技术对大群神经细胞的活动状态进行宏观层面的分析,因空间分辨能力有限,得到的是一幅细节模糊的整体照片(下图左);对单个神经细胞或几个神经细胞组成的简单环路的分析,好比是在近距离看一幅像素很高的照片,细节看得很清楚,但却忽略了整个画面(下图右)。

神经环路中各组构单元的何种活动模式,对应于实施何种功能并不清楚。一个普遍的共识是,虽然单个神经细胞确实可实现某些简单的运作,但是无法实施完整的功能,实施一种完整功能的必然是一个神经环路,它把所包含的兴奋型和抑制型神经元的活动整合起来,以其活动的不同时空模式来控制不同的特有行为。在该神经环路中某一个神经元所产生的单个动作电位并无特殊的含义,重要的是神经元群体的活动模式。以音乐来做比喻,这时空不断变化的活动模式,就好像一段音乐的旋律,而其中单个神经元的活动就好比一个音符。音符本身极简单,但通过艺术家的构思,把音符巧妙地组织起来,形成旋律,就会使我们产生各种各样的感觉,或惊悚,或欣喜,或悲哀。我在多次科普讲演中谈到这一点时,都曾播放我所钟爱的俄国作曲家柴可夫斯基(P. I. Tchalkovsky)著名的第一钢琴协奏曲的第一乐章,那给人深刻印象的恢弘旋律就是由简单的音符组成的,它们之间的关系就相当于神经环路神经元活动的时空模式(旋律)和单个神经元的活动(音符)之间的关系。

脑科学面临的更重大的挑战,是对大脑高级复杂功能(心智)的认识。在进行微观层面脑科学研究时,我们对存在怎样的科学问题是清楚的,对于要实现的目标也是清楚的,甚至对这些问题一旦解决将会产生怎样的影响,也是清楚的。不清楚的是,应该寻找怎样的途径,才能达到这个目标。对心智的研究是性质不同的问题。如果说对认识心智现象的一般规律,我们还有可能做到的话,那么对这些规律是以什么机制为基础,我们还缺乏能触及问题核心的手段。之所以出现这样的情况,主要是因为心智活动所固有的私密性、隐蔽性,以及它们的转瞬即变、难以捉摸的特点。以思维为例,人们有一句常用的口头禅:"谁知道他在想什么?"尽管科学上已经证明了心灵感应的可能性(见第7章),但我们不得不承认,这句口头禅所描述的仍然是今天的现实。脑电是大脑活动的表征,它应该包含着我们如何进行思维的信息,但是我们缺乏手段把脑电的波形(或其他参数)和思维的过程联系起来。这是研究思维的最基本文献,没有这样的条件,一切免谈。这就好像我们要读懂一篇外文的论文,必须掌握那门外语的语法一样。即使达到这一步,也并不意味着一切都迎刃而解——语法上读通了一篇文章,并不意味着理解文章的含义就没有困难。我们在读黑格尔(G. W. F. Hegel)、康德(I. Kant)的哲学专著时,往往会有如此之感受。此外,思维活动绝对不是静止不变的,而是瞬息万变的动态系统,研究其机制难度更大。总之,大脑的神经活动一旦升华成为精神活动之后,会产生新的现象、新的规律,需要我们用新的实验工具、新的研究方法、秉持新的观点来进行研究。而遗憾的是,人类在这方面几乎还没有能触及这些问题核心的新手段,人类对这方面研究的发展前景还很迷惘。因此,如果把对心智的研究比作对新大陆的探险,那可以说,我们现在见到的只是在新大陆周围星星点点的岛屿,而真正的新大陆还是一片广袤无垠的处女地。坎德尔(E. Kandel)是从事学习记忆的著名学者,2000年获得了诺贝尔生理学或医学奖。他把21世纪对心智的研究比作20世纪对基因的研究。他在新世纪的伊始写道："……心智的生物学研究，并非只是前景远大的科学探索，也是一种重要的人文方面的追求；它架设起自然科学和人文科学间的桥梁。这是一种新的整合，其成果不仅将使我们更好地认识神经精神疾患，也将加深对我们自身的了解。"[1]

第2章

感知的本质

　　我们通过感觉器官获取外界信息,其中通过视觉系统获得的外界信息占所获总信息量的至少70%,相对于各种物理参数,如波长、运动、大小等,视觉系统均以其特有的神经反应形式作为介导,最终产生相应的视觉感知。以光的波长这一物理参数为例,所产生的相应感知就是颜色。在视网膜中与颜色感知有关的是外形呈锥状的光感受器,称为视锥细胞。任何波长所携带的信息,最初均由3种视锥细胞检测,这3种光感受器在可见光谱范围内对不同波长的光敏感性各有不同。具有不同光谱分布的光,在3种视锥细胞产生的信号综合起来,传至大脑相关的脑区——视觉中枢,即产生相应的颜色感知。对颜色感知的基本过程和原理已经有了相当清楚的认识。此外,视觉感知还包括对运动、形状等的感知。

　　对视觉感知而言,最重要的是对图像的感知。如果缺少了对颜色的感觉,我们所看到的就是一个曾经在黑白电视时代经常看到的画面,虽然不免太单调,但这种缺憾通常是可以忍受的。实际上有相当数量的我们的同类(先天色盲者),每天所看到的就是这样的情景,并且早就习以为常了。但是请设想一下,要是失去了对图像的感知，无法欣赏世界的精彩倒还在其次，关键是无法识别物体，无法辨认亲人、朋友，也无法欣赏各种美景，我们的日常生活就将完全乱套了。

从本质上来说，图像就是空间上亮度不同区域的组合，如果不存在空间上的亮度差异，或者虽有亮度差异，但低于相应神经元的阈值，则图像不复存在。图像感知的基础是对视野中不同区域亮度差别（反差）的迅速检测。视觉系统各个层次的神经细胞，是以特有的感受野①的形式来对图像反差作出反应的。所谓"特有的感受野形式"，是指视觉通路的不同层次细胞的感受野具有不同的空间构型。视网膜神经元的感受野通常呈圆形，由两个同心圆部分组成，中间的圆形区域为感受野中心，另一个区域呈同心的环状区域，称为感受野周围（图2.1）。这两个区域对光呈现出拮抗的反应形式：有些视网膜神经元，当光照射其感受野中心时，反应增强，而照射感受野周围时细胞反应减小；另一些神经元感受野中心、周围的对光反应则正好与此相反。由于感受野中心与周围的反应相拮抗，如果用弥散光同时照射感受野中心和周围，细胞反应会相互抵消而变得十分微弱。换言之，这些细胞对存在反差的图像刺激比均匀的光刺激更加敏感。显然，视网膜神经元的中心-周围拮抗式感受野，在一定程度上扬弃了均匀背景的信息，而把包含明暗对比的信息抽提了出来。

---

① 视觉系统某个神经元的感受野是指视野中的一个区域，在这个区域中光强的变化能改变该神经元的反应。

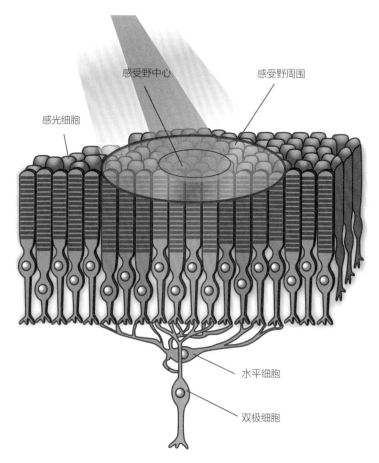

图2.1　视网膜同心圆拮抗式感受野。视网膜神经细胞的感受野通常
呈现同心圆拮抗形式，即感受野中心是圆形，而周围为环绕中心的环形
区，中心和周围对光照反应正相反（中心区细胞对光是兴奋反应，周围
区细胞对光则为抑制反应；反之亦然），即呈拮抗式反应。

随着沿视觉通路上行，到初级视皮层，大多数神经元的感受野
不再是中心–周围拮抗的同心圆式的简单构型。其中有一类细胞
对长条形光带或暗带有较强的反应，而且对某个特定朝向（称为最

佳朝向)的光带的反应最强。随着刺激光带的朝向逐渐偏离最佳朝向,反应逐渐变弱;当其朝向与最佳朝向相垂直时,细胞几乎完全没有反应。因此,这种细胞所传递的,似乎是关于一条具有特殊朝向线段的信息。这种细胞被称为"简单细胞"。与之相对照的是所谓的"复杂细胞",这些细胞与"简单细胞"一样,对特定朝向的光带具有强反应。但与"简单细胞"不同的是,不管光带落在视野中的哪一部位,细胞的反应都无明显差异。因此这些细胞所发生的信号是关于"朝向"这一抽象概念。此外,这些细胞还要求刺激光带具有一定的长度。有两位科学家休伯尔(D. Hubel)和维泽尔(T. Wiesel)在这一研究领域作出了重大贡献。他们因此荣膺了1980年诺贝尔生理学或医学奖。[1]对图像信息的进一步加工,在中枢系统更高级的部位继续进行,例如,灵长类的下颞叶中,存在感受野更为复杂的神经细胞,其中有些细胞对特殊物体有选择性反应,而其中对脸有选择性反应的占了很大的比例。之所以产生了专门处理面容信息的细胞("脸细胞"),显然是因为对灵长类的生存和生活而言,脸的辨认是极其重要的,于是就产生了选择性进化压力,促成了对脸的表情的神经机制的分化。这种情况可以与人类的语言中枢相类比,由于语言的重要性,人类专门处理语言信息的语言中枢已经与听觉中枢相分离,成为一个独立的中枢。

故事到这里并没有结束。既然沿着视觉通路上行,更高层次神经元对图像特征性反应的抽象程度变得越来越高,人们自然会问:在这条串行性等级式信息处理的顶端,是否对于每一个熟悉的物体或每一张脸都存在着一个特定的细胞呢?

这涉及感知中最根本的问题之一:我们究竟是如何感知世界的? DNA双螺旋结构的发现者之一克里克(F. Crick)在一场讲演中曾引述过他亲身经历的一件逸事。在一次晚宴中,他曾不厌其烦地向一位睿智的女士讲解我们是如何感知世界的,但以失败告终,那位女士根本不明白为什么感知的过程竟会如此复杂。最后在惶惑和绝望中克里克问那位女士,那么在她看来人们是怎样看到世界的? 她不假思索地回答说,可能在头脑中的什么地方有某种小型电视机那样的东西在看着这个世界。克里克接着追问:那么请问是谁在看着这架电视机的屏幕呢? 那位女士立即明白了问题的症结所在。当以这样的方式对问题作出解释的过程中,我们其实已经不自觉地陷入了所谓"小绿人"(little green man)①的歧见之中。我们常常会不经意地说,由于某个细胞对某种物体有选择性反应,因此这种细胞就是专门用来检测这样的物体的。这样一种表述方式所涵盖的意思可以理解为:在我们大脑中的某处有一个"小绿人"在监视各脑区中各种不同细胞的活动,一旦发现某种细胞的活动,就昭示着在我们的周围存在与这种细胞活动相对应的物体。这样一种解释方式,从哲学上看,是在回避问题本身。因为要是真的存在着这样一个"小绿人"的话,那么"他"又该向哪一位报告呢? 这就要求在更高的层次上存在着另一个"小绿人",如此

---

① 小绿人:英国作家吉卜林(J. R. Kipling,1907年诺贝尔文学奖得主)的作品 *Puck of Pook's Hill* 中的一位外貌奇特的人物,一位假想的外星人。

等等。人们终于发现，这是一个没有结尾的故事。其实，也许谁都不会相信在大脑中真的会有这样的"小绿人"存在着，但糟糕的是，试图摆脱这种歧见，要比陷入这个泥潭困难得多。有意思的是，英国科学家在人类的一个脑区（内颞叶）中发现了所谓的"老祖母细胞"，这种细胞只对某一个特殊的个体的脸有反应。这种细胞的发现似乎提示，在大脑皮层的很高层次，就脸的辨认而言，可能存在特定的细胞来专门处理某一个体的脸部信息。考虑到我们大脑能够识别的物体数量成千上万，以不同的细胞特有的反应来表征不同个体的脸固然是一种简捷的方法，但是在操作上是难以想象的。因为这样的安排会使大脑的信息处理出现很高的冗余度，无法简约，效率太低，完全不像克里克所认为的那样"高明"（见第6章）。再说，以一个细胞来处理一张脸的方式安全系数也不高，一旦这个细胞发生了问题，它所表达的那种印象就将立即消失，这样的感知既不经济，又不安全，而且灵活性也差。此外，为了使它感知的特殊对象不出错，其电活动模式的特点必须非常严格、稳定，否则这个细胞就有可能把另一张脸误认为是它应该作出选择性反应的那张脸。考虑到脸的物理特性随着年龄、环境会发生重大变化，这个相应的"老祖母细胞"必须具备一种机制，能始终把那张脸的基本特征辨认出来。但要做到这一点，绝非易事，稍不留心，便会出现差错。

这方面的研究在最近取得了重大的进展。[2]首先，在猴的下颞叶，发现有6个小区，在这些小区中几乎所有细胞均对脸有选择性反应,形成了一个解析面孔细胞富集的脑区。不同于所谓的"老祖母细胞"者,这些"脸细胞",对于任何图像,只要是脸型的,不管是真实的还是卡通型的,也不管脸有千差万别,都产生活跃的反应。不仅如此,这些细胞按其反应的特性,进行有序的排列,有点像工厂的一条流水线上的那种工作状态:当在这条流水线上的某处发现某个产品出现时,最终的感知也随之而产生。有趣的是,处于流水线起始端的脸区的神经元对脸的反应强烈依赖于脑袋朝向,但到了流水线末端,其细胞的反应并不随脸的朝向而变,这就是说这些细胞找到了脸的本质的东西,它们所提供的信息就是关于脸本身! 而扬弃了其他并不那么重要的信息。读者们一定还记得,这样的过程同样发生在从视皮层"简单细胞"向"复杂细胞"特性的转换上,正是在此种转化中实现了"朝向"概念的抽象化!

那么"脸细胞"是如何把脸检测出来,并且进一步作出辨认的呢? 这一问题的答案最初来自一位计算神经科学家。借助于计算脸的不同区域间特异的亮度反差关系,这位科学家认识到,要成为识别脸的一种有用的特征,这些关系必须不因照明条件而改变,例如在各种照明条件下"左眼总是比鼻子更暗"。令人惊讶不已的是,实验证明"脸细胞"正是采用了这样的反差关系来检测脸的。

在认识了脑是怎样通过其反应特点,把脸从各类图像的集合中挑选出来之后,人们自然会问,相对于某个脸的识别,相关的神经元在单细胞水平上是否就对脸的某些特征进行编码? 如果回答是肯定的,那么又是如何编码的?描述一张脸的特征编码可以分成两大类:一类是形状特征,用来描述脸的骨架差异,如头的宽度,眉间距的差异;另一类是关于脸的外观特征,如肤色,眼睛和头发的颜色等。下颞叶的每个细胞对这些特征有着不同的反应。这些细胞对脸的识别是基于对众多的脸的形状和外观特征进行分析而实现的。也就是说,在下颞叶中一群相关的细胞,是通过编码不同维度的特征,从而实现对脸的识别的。[3]

这是视觉识别研究的一个重大进展。对于像"脸"这样对人类具有重要意义的图像的识别,通过对不同特征信息进行多通道编码,就为识别的准确性提供了可靠的保证,这也可以相当完备地解释,为什么在通常情况下,可以把"刷脸"作为鉴别个体的重要依据。当然,从更广泛的意义来看,视觉感知并不只是对视觉信息的处理,而通常是和大脑的许多功能紧密联系着的。言念及此,不由得想起2009年我们高中同学的一次聚会。当一位白发苍苍的老人走进会场时,我几乎在瞬息之间就认出了那是我们班里暌隔50多年未曾谋面的老同学!这50年来他的脸的各种特征,包括形状、肤色等都已大变,更不用说头发了,但是我几乎毫不费力地作出了判断,正确无误。我一直在想,下颞叶中的那些主管识别脸部特征的细胞是如何从目前面容中发现其中某些关键特征的?进而,这些特征还必须传送到与记忆相关的脑区,如海马,并和其中储存的各种熟悉的面容进行比较,迅速作出判断。(如果不存在对原图像的记忆的话,任何在当下看到的图像都是新鲜的,因此对于脸的识别来说,记忆是必需的。)确实,海马存在着各种类群的细胞,储存着关于面容的特殊的信息。科学家们在对药物抵抗型癫痫患者实施清醒开颅手术时,让患者看一组名人的照片,并记录了海马的单个神经元的放电反应。[4] 他们发现,特定的细胞群会对特定人物的脸有反应(图2.2),比如说一小群神经元A在患者看到美国女演员珍妮弗·安妮斯顿(Jennifer Aniston)的照片时会猛烈放电;而另外一小群神经元B却在患者看到另一位女演员哈莉·贝瑞(Halle Berry)的照片时反应强烈。不仅如此,这些神经元还对贝瑞的其他照片、她演过的电影海报,甚至是写有贝瑞名字的卡片都反应强烈!这也就是说,关于贝瑞的记忆在海马中就是储存在这一群特定的神经元里。这不禁使人想起临床上脑损伤导致的一种特殊的视觉缺损——面容失认,这种病人能认出一张脸,却认不出是何人的脸,甚至认不出他们自己的脸。根据以上的描述,也许可以作出以下推断:这些病人之所以出现面容失认的症状,其原因可能是下颞叶产生的对脸的特异反应所对应的图像,由于出现了某种结构或功能上的紊乱,与其在海马中原来储存着的图像无法匹配,因此无法验证该面容的身份。特别有意思的是,如果通过"心理强化",即在展示一张面孔之前,先展示另一张与其有联系的面孔,情况就会迅速发生变化。例如:在展示戴安娜王妃(Princess Diana)的肖像之前,先显示其前夫查尔斯王子(Prince Charles)的照片,病人往往能识别戴安娜的面孔。看来对脸的识别还存在着其他一些未知因素的影响,对于这些因素,我们基本上还茫然无知。

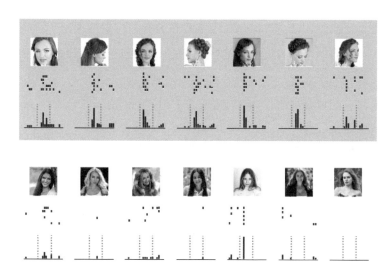

图2.2　海马脑区中存在着储存面容信息的特定类群细胞。对患者实施清醒开颅手术时，用电极记录海马脑区的不同神经元的放电情况。蓝色点表示神经元兴奋后的放电活动，下侧红色柱状图表示对上面电活动的统计。一群神经元A对同一个人脸的照片有强烈反应（灰框内），而对其他人的照片反应很小。

除了上述问题之外，还有众多与感知有关的问题，我们也知之甚少。有一个困扰科学家多时的问题是，到达大脑不同感觉中枢的生物电信号，从表面上来看差别不大，都是成群的神经冲动，但是为什么到达视皮层的电信号产生的是视觉，而到达躯体感觉皮层或听觉皮层的同样的电信号却分别引起触觉和听觉呢？虽然对此科学家们已经作出了某些解释，例如有一种观点认为，我们是通过经验学会区别不同的感觉的，但这些解释并不令人满意。

当我还是一个医学生的时候，曾经想过，如果设法把听神经的信号连接到视皮层,或将视神经的信号连接到听觉中枢,分别会产生怎样的感觉呢? 可能主要是由于技术上的困难,这样的实验至今似乎未能成功。这种实验一旦成功会出现怎样的结果,颇费思量,但就决定产生什么感知而言,无非是两大类因素,一是感觉信息编码的特点,二是中枢对编码的感觉信息的解码机制。一种特定的被编码的感觉信息,沿着特定的感觉神经通路向中枢传递,而中枢又具有适当的解码机制,这就构成了产生特定感知的全部要素,缺一不可。我曾设想的实验一旦成功,也许能对这个问题的解答提供更多的线索。

还有一个读者可能熟悉的问题,即关于视觉不同侧面的各部分信息最终是如何整合起来的? 在通常情况下,一个实体虽然具有视觉不同侧面的各种信息(如运动、形状、颜色等),但看起来是一个完整的整体。许多研究提示,这些不同的信息至少部分是以平行的方式进行处理的,某一方面的信息处理受损时,别的视觉信息处理几乎完全不受影响。临床上发现的所谓"运动失认症"患者的表现,是一个生动的实例。这些患者能看到所有静止的物体,而对于运动的物体视而不见,这表现在他们为容器灌水的时候,由于看不到液面的升高,当水已溢出容器时,仍茫然不知。与此同时,这些患者的形觉和色觉却并不受影响。还有一些视觉系统受损者可看到运动,辨别颜色,但却看不到形状。这些病例提示,对形状、运动、颜色等信息的加工是由脑的不同部位平行处理的。那么,这些不同脑区是如何通过协同工作最终使我们能把该物体看作一个完整的整体呢？这可能是通过不同信息通路之间的相互作用最终实现的。最近有一个新的研究领域——网络神经科学正方兴未艾[5]，它利用数学的一个分支——图论来模拟大脑的连接，试图阐明不同通路间相互作用的意义，这一领域的研究可望对这个问题的回答提供进一步信息。

还有一项重要的研究工作是与大脑皮层强大的代偿功能相关的。[6]这项工作的研究对象是6名只有半个大脑的成年人，这些人幼年时因治疗癫痫而不得不切除一侧大脑半球，但他们却能够在成年后维持正常的生活能力。对他们进行脑部磁共振成像（MRI）扫描发现，他们大脑的剩余部分通过自适应和代偿作用，能够维持非常"高"的功能状态。这些人实施不同功能的神经网络之间形成了极强的神经连接，特别是负责感觉运动信息的脑区，如视觉、注意力和社交暗示等脑区，与正常人的大脑相比，信息交流更加频繁。总体上来说，这些患者具备基本的语言、视觉、运动、情绪和认知等功能，83%的患者术后能够独立行走，70%的患者拥有令人满意的口语能力。研究进一步显示，如果脑损伤发生在成年后，将对感知和认知等生理功能有着毁灭性的影响。这一方面表明幼年的大脑比成年的大脑有强得多的可塑性，另一方面也提示，大脑感知的基本功能特性是在大脑发育期就完成的。

最后一个问题涉及感知的本质，值得我们深刻思考。按照传统、经典的观点，我们的视觉过程是这样的：外部物理世界由眼睛的屈光系统在视网膜上成像。之后,视网膜各类神经细胞以不同的反应形式对视网膜像进行编码,这是感觉过程,而视觉中枢的功能就是对所产生的关于视网膜像的密码进行解码,由此导致对物体的认知。按照这种观点,感觉和认知是分离的两种过程,这两种过程的综合,在正常情况下保证了对外部世界的真实摹写。但是有许多证据表明,把视觉检测过程和认知过程完全分离是不可能的,而视觉并非总是外部世界真实的摹写。读者十分熟悉的米勒–莱尔错觉(Müller-Lyer illusion)(图 2.3 上),为演示这一点提供了很好的例子。图 2.3(上)中左右两条物理长度相同的黑线,由于透视性背景的存在,看起来右侧那条比左侧那条长得多!这强烈提示,我们对外部世界的感知,并非只是对客观物理世界通过眼的屈光系统在视网膜上形成的影像的分析(在上述例子中,两条黑线在视网膜上的影像长度是相同的),大脑一定还主动地构建一个视觉世界,这个世界有其相对独立的衡量标准。我们最终所感知到的,是对视网膜上影像的分析与主观世界所建立的衡量和判断整合的结果。

如果说上述错觉还只是提示可能存在着一个主动的视觉世界,那么以下两个现象则提供了更强有力的证据,表明大脑确实在主动构建一个不依赖于视网膜信号的视觉世界。其中之一是所谓的鲁宾酒杯–人面图,当我们看到图 2.3(下)这幅图画,有时看到的是两个脸对着脸的人的侧面头像,而在另一些时候,我们看到的是中间那个酒杯的轮廓,但不可能同时看到这两类图像。需要特别

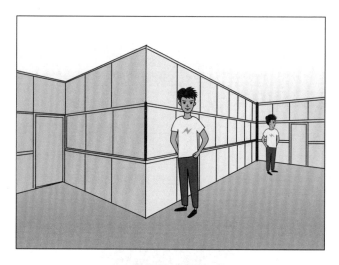

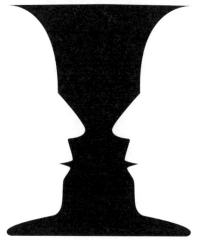

图2.3　显示视觉过程的两类视错觉。上图为米勒-莱尔错觉。由于存在透视背景,图中两条物理长度相同的黑线,看起来右侧那条长得多。下图是鲁宾酒杯-人面图,看这幅图像,有时看到的是两个相向而对的侧面头像,有时看到的是一个酒杯的轮廓,却不可能同时看到这两类图像。

指出的是,在这种实验条件下,这幅画在视网膜,乃至初级视皮层上诱发的神经细胞反应都没有发生变化,也就是说来自视网膜的信号并没有变,但是我们的感知却出现了根本的变化,这种变化必然是中枢神经系统建立了主动的视觉世界所致。另一种是所谓的颜色恒常性现象。在一定程度上当用不同光谱成分的光源照射一个物体的时候,从一个颜色物体上所反射,最终到达视网膜上的光的光谱成分很不一样,但我们所感知的那个物体的颜色却并没有变化(颜色恒常性)。(当然,如果光源的光谱组成差异太大,那么被照射物体的颜色会有不同。)在第一种情况下视网膜信号没有变,但我们的感知会发生变化;在第二种情况下视网膜信号变了,但我们的感知却没有发生变化。

在大量实验的基础上,人们提出了关于感知的新的理论(预测性感知理论)。图2.4显示经典感知理论和预测性感知理论的比较,经典的感知理论认为,感知主要是由相关中枢对自下而上的感官输入信号进行分析处理的结果,而新的预测性感知理论的核心观点是,大脑是一台完成预测任务的机器。它主动采用了一种类似于贝叶斯推理[①]的方法,不断地对感觉信号进行预测,并且把这些预测与我们接收的所有感觉信号加以比较,两者之间的差别用于下一轮的预测。不断重复这样的过程,就会使预测和感觉信号之间的差距变得越来越小,而最终的最佳预测就是我们的感知。

———————————————

① 贝叶斯推理(Bayesian inference)是推论统计的一种重要方法,其核心思想是随着相关证据和信息增多,某种随机事件发生的概率也将发生变化。

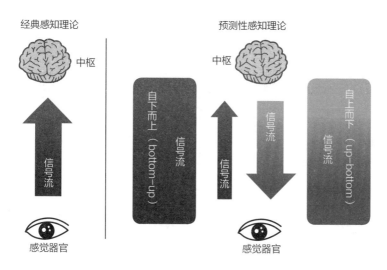

图2.4 经典感知理论和预测性感知理论。经典的感知理论认为,感知
主要是由感官输入信号自下而上进入大脑中枢而产生的。新的预测性
感知理论则认为,大脑主动建立自上而下的预测性信号,而感官输入信
号作为一种参考,协助大脑调整预测信号。发自大脑的主动预测信号,
与来自感官的自下而上的信号相互作用,最后导致感知。

这就是上面所说的大脑建立一个主动的视觉世界的具体科学含
义。在这种理论看来,正常的感知和幻觉之间并没有什么根本上
的差异,是一个连续谱,只不过幻觉是一个漫无边际的不受控制的
感知,而正常感知是一种受控的幻觉(controlled hallucination)。[7]在
第8章,我们将再回到这个问题上来,讨论其哲学意义。

第3章
记忆之谜

宋词豪放派的代表人物苏轼,偶尔也涉足婉约风格,情之所至,照样是出手不凡。其名作《江城子·乙卯正月二十日夜记梦》中,对亡妻的举手投足十年后仍"不思量,自难忘",记忆竟是如此之深刻,真是令人叹为观止。

在脑科学的各分支中,学习和记忆的研究占有特殊的地位,一方面,这是因为学习和记忆是大脑行使其高级复杂功能,如语言、思维、意识、认知等的基础,很难想象,如果缺失了学习、记忆,我们怎能流畅地进行语言的交流,事物的认知,更不要说思维了。另一方面,学习、记忆是脑的基本功能之一,在自然界中,处于进化不同阶梯的动物在最基本的规律方面有其共通之处,通过建立多种实验模型,能把较为成熟的行为范式应用于这方面的研究。

对学习记忆研究历史的简要回顾,饶有兴味,发人深省。长期以来,这一主题的研究限于哲学的范畴。19世纪末,艾宾豪斯(H. Ebbinghaus)采用无意义的音节来研究词语的学习,把记忆的研究转变为一门实验科学,现在已经成为这一研究领域基石的记忆分级就是由他发现的,记忆的遗忘曲线也是由他最先描述的。之后,学习记忆相关的神经机制的研究开始活跃起来,但是对是否能揭示这些机制出现了激烈的争论。不少心理学家认为,学习和记忆的理论只要不自相矛盾即可,无须与神经机制相互印证,因此,心理学家和生理学家可以有各自的理论,如果硬要把二者统一起来,唯一的结局将是形成一种"糟糕的心理学和糟糕的生理学"。值得一提的是,美国心理学家拉什利(K. Lashley)在1950年发表的那篇论文《寻找记忆痕迹》中,声称记忆不局限于脑的任何部分,而是弥散地与整个脑的活动有关,并不存在所谓的记忆痕迹。[1] 他之所以得出这一结论,是因为他发现,损毁脑的许多不同区域都可能影响学习记忆。他甚至不无调侃地说,在毕生研究"学习"之后,他开始怀疑是否存在学习。这篇论文影响了整整一代人。现在知道,虽然他所进行的实验并无问题,但糟糕的是,他采用的研究这一问题的方法有其局限性,因而错误地解释了自己的实验结果。现在有充分的证据表明,大脑中有若干重要部位,如处于颞叶的海马和杏仁核,是记忆过程中的关键结构。进而,间脑中的神经核团和前额叶皮层都是参与记忆的神经环路的重要组成部分。

记忆类型林林总总,时间尺度上,可分为工作记忆、短时记忆、长时记忆和永久记忆等,长时记忆又分为陈述性记忆(或外显记忆)和非陈述性记忆(或内隐记忆)。不同类型的记忆涉及的神经结构不同,而在不同的神经结构之间又存在着复杂的相互作用,详细论述这些不同的神经结构在不同类型记忆中的作用,显然有悖于本章的初衷。不过,需要指出的是,正是两位心理学家,加拿大的赫布(D. Hebb)和波兰的科诺尔斯基(J. Konorski)提出了关于学习记忆神经机制的概念性框架,在这一领域中起了至关重要的作用。按照这一框架,每一种心理功能,均归因于细胞组群活动的可塑性变化。换言之,神经可塑性是记忆的核心所在。20世纪70年代,科学家们发现,在短暂的高频刺激后,在海马神经通路中的相关神经元的突触后反应增大,持续长达几小时,在整体动物中甚至达到几天或几周,这一现象称为长时程增强(long-term potentiation, LTP),而LTP参与记忆的形成已成为业界之共识。这意味着在学习记忆研究领域中,心理学家的理论和生理学家的理论有可能交融在一起,其结局未必就是"糟糕的心理学和糟糕的生理学"。

对于这样一个活跃而重要的学术领域,作全面的论述,已经远远超出了本章预定的目标。我们感到,在整体高水平研究的背景下,这一领域有两方面的进展尤为显著,特别值得注意。一是关于记忆是如何储存和提取的,二是关于记忆移植问题。

我们知道,绝大多数记忆的信息并非单独、孤立地存在的,通常情况下,一段记忆会唤醒另一段记忆,这一系列记忆信息,构成了一个复杂而有连贯性的故事。作家普鲁斯特(M. Proust)在《追忆似水年华》这本名著中,从回忆幼年时吃茶糕,联想到他姑姑,然后联想到她生活过的房子,乃至生活过的小镇,一件接着一件,这正是记忆的规律。那么,大脑是如何把独立的记忆编织在一起的呢?

　　科学家们最初是在情绪记忆的研究中尝试对这个问题进行探索的。乔斯林(S. A. Josselyn)及其同事发现,有一种称为CREB(CREB是环腺苷酸应答元件结合蛋白的缩写)的蛋白质在其中起作用。实验表明,拥有较多CREB的神经元不仅有助于稳定记忆,而且更有可能参与记忆的形成(图3.1)。在动物实验中,如果将过量的CREB基因拷贝转入小鼠杏仁核的特定神经元,那么这些神经元参与恐惧记忆的可能性比周围的神经元高近4倍。这些实验结果清楚地表明,恐惧记忆并非随机地分配至杏仁核的神经元中,而是被储存到表达更多CREB的神经元。[2]这种分配现象不仅见于杏仁核,也在海马和大脑皮层观察到。在这类实验中,广泛应用了新技术,这些技术或者是通过基因操作提高CREB的表达,或者是通过基因工程手段,使某些神经元产生一种特殊的离子通道,从而增加神经元的兴奋性。这些技术虽然各有特点,但所获得的结果十分一致,均表明记忆确实在CREB高表达的神经元中,而且这些神经元比其他神经元拥有更强的突触连接。在此发现的基础上,科学家们提出假设,恐惧记忆分配发生在一群CREB表达高、兴奋性高的细胞中,因此在某种意义上,这些细胞预先就已经做好了准备。如果后一段记忆紧接着前一段记忆发生,那么这两段记忆就更容易关联在一起;如果两者间隔时间较长,关联就不易发生。这一假设已得到了验证。利用微小内窥镜已清楚地观测到,如果编码的两段记忆间隔较短的话,编码的神经元群体相当明显地重合在一起,因此这两段记忆关联在一起。如果两段记忆间隔太长,这神经元群的重合就较少。有意思的是,神经元中CREB的水平随年龄而异,与年轻小鼠相比,年龄较大的小鼠的CREB要低一些,因此其神经元的兴奋性也较低。基于以上研究,有理由推测年龄较大的小鼠应该会在记忆关联方面变得更困难一些。实验也证实了这一猜想。更有意思的是,如果通过基因工程手段,在年龄较大小鼠的神经元的细胞膜上插入一种受体,从而成功地增强这些神经元的兴奋性,那么年龄较大小鼠所缺失的记忆关联将能得以修复。[3]

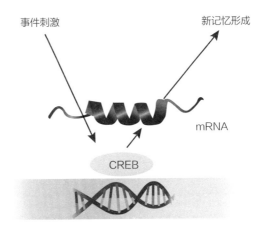

图3.1 环腺苷酸应答元件结合蛋白(CREB)参与记忆形成。CREB可以调节多种基因的转录,从而参与学习记忆的神经机制。信息在神经系统内的长期储存需要激活新的基因表达,与CREB调节转录的活性和它的磷酸化作用密切相关。磷酸化后的CREB可增强多种靶基因的表达,转录翻译成相关蛋白,从而使获得的信息得以长期储存。

这些实验结果为理解大脑是如何进行记忆的机制提供了非常重要的信息,引起了人们的广泛关注。在这些研究推进的过程中所发生的事件,也为我们提供了几个重要的启示。首先,在研究发展的每一个阶段,当取得某些重要的成果时,一种推进研究的有效手段是,基于已经获得的实验结果,提出工作假设。然后通过设计一系列实验来验证或证伪所提出的工作假设。既然是工作假设,那就完全有可能是不完善的,甚至是不正确的,需要不时对情况进行分析,来纠正或者完善这些假设。其次,在实验推进的过程中,需要注意按照研究的需要,研发或者应用各种能够解决问题的技术。应该说,进行上述工作的相关的科学家,在这方面做得相当成功,其经验值得我们借鉴。

在这里,我们想谈一谈围绕着记忆痕迹(engram)展开的故事。西蒙(R. Semon)在1904年首次提出了记忆痕迹的概念,用来描述由一个刺激所产生的滞后的,但却是持久的物理和(或)化学变化。拉什利长期研究这个问题,无果而终。赫布的工作提出了有关记忆痕迹的概念性框架,按照这一框架,每一种心理功能,如记忆、思维均归因于细胞组群的活动。至于探索记忆痕迹的神经生物学基础,西蒙断言,这是"无望之举",但是现在情况已经发生了根本的变化。记忆痕迹并非记忆,毋宁说是为记忆提供的必需的物理条件。近年来,对于记忆痕迹的神经生物学基础,已积累相当数量的证据,其中诺贝尔奖得主利根川进(S. Tonegawa)及其同事贡献卓著。首先是形态上的证据。应用听觉条件性反应(以声音为条件刺激与足部电击——作为非条件刺激配对），经过3天训练后，动物仅听到作为条件刺激的声音，就会僵住不动，免疫组化方法可以检测出有众多特异标记的细胞，这些细胞单用非条件刺激即可激活，在某种意义上，这些细胞可以被理解为记忆痕迹细胞。[4] 科学家们进一步证明，如果应用特殊的方法把这些细胞杀死，动物就不再对随即出现的声音刺激产生僵住的反应，似乎那种恐惧记忆已被抹去了。那么是否有可能用人工的方式来重新激活记忆痕迹细胞，从而诱发提取同样的记忆呢？利用光遗传学技术，科学家们得到了预期的结果：尽管这些动物从未在相同的环境里受到电击，但却获得了并不存在的记忆（图3.2）。[5] 这意味着，人们

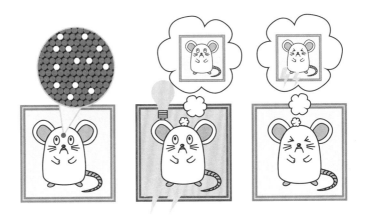

图3.2　使用光遗传学技术证实恐惧记忆痕迹的存在。把小鼠放置在环境特征很特殊的空间中，使其海马脑区的记忆痕迹细胞被激活。然后把小鼠放进另一个环境状况完全不同的空间，用光遗传学技术激活海马区的记忆痕迹细胞，并同时给予电刺激，使它形成经典的恐惧反应。当把该小鼠带回原来未受电刺激的房间，它会产生恐惧反应，说明该小鼠携带上了并不存在的一段恐惧记忆。

现在已经可以把某种记忆移植到那些并未进行过类似学习的个体上！当然，在上述实验中，还是使用了条件刺激，因此实验还不够干净利落，还带着"一根尾巴"！那么，是否有可能在完全不存在刺激（不管是条件刺激，还是非条件刺激）的情况下把某种机体并不存在的记忆移植入该个体中去呢？从技术层面上来看，这应该是没有困难的。

应该说，对记忆痕迹的研究近年来取得的进展具有里程碑式的意义。"记忆痕迹"，最初提出时只是一个相当宽泛的概念，赫布以其著名的假设赋予了这个概念较具体的科学内涵，但拉什利的研究结果重创了这个概念，动摇了其基石，所产生的负面影响波及了几乎整整一代人。在相当长的一段时间里，这一概念几乎只剩下了历史的意义。但是，近年的工作使这一概念重又显现其特殊的光华。这一波三折反映了对一个复杂的科学问题的认识的辩证发展轨迹，人们的认识总是在不断地纠正着探索过程中的谬误和冲破时代的局限性而逐渐深化的。至于拉什利，虽然他错误地解读自己的实验结果客观上对这一领域产生了负面的影响，但是他仍然不愧是学术大家，即使是他的谬误，我们也可以理解为从另一侧面向科学提出了值得思考的问题，同样具有正面的意义。拉什利作为一位学术权威，他理应得到人们的尊重，但科学的历史又一次告诉我们，对于权威，我们也绝不可盲从！

对记忆痕迹的研究轨迹，又一次反映了实验技术的进步对推动理论认识的重要作用。不管是为记忆痕迹提供形态上的证据，还是从功能上推断记忆痕迹的物理或化学上的存在，都可以看到实验技术发展的强大威力。因此，决不要轻视实验技术在科学发展历史上的重要推动作用。关于这一点，我们将在第8章中作更深入的讨论。

在记忆方面近年取得的重要进展，在理论上的价值是显而易见、无可置疑的，但从记忆的本质来说，又是初步的，只是对简单的实验范式所形成记忆的基本模式获得了一些真知灼见。在现实生活中，记忆是一串连续的长时间序列事件，它们是如何转换成与记忆痕迹有关的物理和化学变化的？又是如何按时间次序进行排列的？这是至今仍毫无端倪可寻的难解问题。

在记忆研究方面的进展，也可能有助于一些重要实际问题的解决。对精神活性物质的依赖（药物成瘾），其本质与通常的生理性记忆一样，是以突触可塑性改变为基础的病理性记忆。有理由假设，这种病理性记忆也将留下记忆痕迹，这种记忆痕迹可能与生理记忆痕迹有共同之处，但是应该有其特异之处，如果和正常情况下的记忆痕迹毫无二致，很难想象会有成瘾表象的出现。如果能够找到成瘾的特异记忆痕迹，又有可能研发出专门的手段来消除或减轻这些记忆痕迹，是否就意味着我们有可能减轻，或者消除吸毒者的复吸呢？

当然,科学技术的发展从来都是一把双刃剑。记忆研究方面的进展,也可能为不法之徒所利用,危及社会,危及人类。这种负面影响无疑需要预先加以严格防备,这同样是科学家不可推卸的责任。

第4章
意识——世界之结

　　这一章论及的是有关意识的问题,"意识"这一术语译自英语consciousness(源于拉丁文 conscientia),原意是"觉察",汉语译为"意识"据信来自日语。日本明治维新期间,大量西方科学文献译成日语时常借用意义相当的汉语词汇。"意识"一词在汉语中最早见于汉代王充的《论衡·实知》("众人阔略,寡所意识"),其含义与拉丁文原意十分贴切。

　　"意识",哲学家叔本华(A. Schopenhauer)把它称为"世界之结"。美国哲学家丹尼特(D. C. Dennett)曾评述:"人类的意识大概是最后未解之奥秘了……人们想着去解开它,却又无从着手。意识是唯一常使最睿智的思想家们瞠目结舌、思绪混乱的问题。"[1]虽然我们在谈到意识时均有自己的理解,但要给它一个确切的定义却并不容易。克里克在其名著《惊人的假说》中明确表示,他不倾向于先给"意识"下定义。他说:"在对这一问题有较深入的了解之前,任何正式的定义都有可能引起误解或过分的限制。"[2]按丹尼特的原意,曾有人作以下的表述:"意识,就是你晚上熟睡无梦时会失去,而你早上清醒之时又能得到的东西。"这样的定义虽系通俗的大白话,但含义清楚,同时也符合公众普遍的理解,不失为一种相当高明的定义。对意识的这一定义也让我们想起了瑞士认知心理学家皮亚杰(J. Piaget)对智力的定义——"智力就是你在不知所措时动用的东西"。[3]两者真有异曲同工之妙!

意识最初被认为属于哲学的研究范畴。19世纪后期,当心理学从哲学中分离出来之后,心理学家们通常把意识作为研究的主要对象,当时对意识的研究依靠的是所谓"内省"的方法。例如,在对感觉的研究中,他们分析刺激所诱导组成一种主观反应的一系列事件,从中演绎出诸多重要的规律。这种方法的特点是把脑作为"黑匣子"来处理,通过刺激与反应之间的关系,来推测"黑匣子"内部的结构和运作方式。问题是,除非"黑匣子"的内部结构本来就比较简单,否则就会在研究的某一阶段陷入困境:几种不同的假设都可以完好地解释所取得的结果,而通常并无理由相信从这些不同的假设中选择出的某一种就一定是正确的;试图做更多同样类型的实验,情况则会变得更加复杂,使人无所适从。实际上,在当时的心理学家中占主导地位的观点是:意识是一种主观上的体验,因此是无法研究的,能够从科学上进行研究的,只是意识体验所表现的行为,这些行为可以被度量,因而可以被分析,这就是所谓心理学中的行为主义学派。这个学派的代表人物包括俄国的巴甫洛夫(I. Pavlov),美国的斯金纳(B. Skinner)等。这一学派在长期主掌心理学发展的过程中产生了巨大的影响。总体而言,行为主义对意识研究持一种否定或怀疑的态度,在这个时期对意识的研究乏善可陈。1989年,英国心理学家萨瑟兰(S. Sutherland)的一段评述很有代表性:"意识是一种迷人而又难以捉摸的现象,……迄今为止还没有什么有关意识的值得一读的作品。"[4]

意识研究的转折发生在20世纪80年代。那时已经积累了许多证据,表明人体对刺激的行为反应并非像行为主义所设想的那么简单;甚至同样的刺激可以引起完全不同的行为表现。特别是美国语言学家乔姆斯基(N. Chomsky)对语言性质的深刻分析,发现语言的复杂性远非行为主义的程式化模式所能解释,他对斯金纳的"语言行为"的抨击,可谓是敲响了行为主义的丧钟。这样的发展态势为意识研究热潮的出现提供了舞台。与此同时,无创伤脑成像技术正异军突起,为清醒条件下脑的活动状态的研究提供了重要的研究工具。于是时机成熟了!

此时,克里克这位被誉为与牛顿、爱因斯坦、达尔文等大师比肩的生命科学家,以其《惊人的假说》登高一呼,意识的研究从此展开了新的一页。在这本意识研究的扛鼎之作中,克里克展现了他的"惊人的假说":那本书的第一章第一句话便开宗明义:"你,你的喜悦,你的悲哀,你的记忆,你的抱负,你对个人特质和自由意志的感觉,所有这一切都无非是一大群神经细胞及其相关分子的行为。"[2] 这样一种假说,把主观的意念——意识,以还原论的方式,归结为神经细胞的活动,在当下看来似乎是再自然不过的,但在当时可谓是石破天惊,惊世骇俗。克里克进一步阐述了所谓的"意识的神经相关集合"(neuronal correlate of consciousness, NCC),他在这里用了"相关集合",而不用"机制",有其深刻的含义。按我们的理解,"相关集合"可以是脑的某种或某些结构,也可以是某种或某些事件、过程;这些"相关集合",还不能说就是"机制","机制"应该是更深层面的。在克里克撰写《惊人的假说》时提出的观点还只能说是假设,但经过多年的努力,他和他的年轻合作者科赫(C. Koch)围绕意识及其神经相关集合之间的相互作用,提出了组成意识的基本理论框架的十点原则。在这些原则的指引下,他们对视觉意识的问题进行了详细的解析。这些解析的结果,已经汇集在科赫的专著《意识探秘》中,有兴趣的读者可以参阅。[5] 这里我们仅就视觉觉察的问题作简略的介绍。

视觉觉察是意识的一个基本方面。许多实验表明,视觉觉察可能相当于一群神经元的放电。有一种所谓的"双眼竞争"实验,在视觉体验中有重要意义。在这种实验中,让你的一只眼睛看一幅图片,而让另一只眼睛看另一幅不同的图片,有意思的是,你不可能把呈现的两张图片整合为一张,你所看到的,要么是左眼看到的那张,要么是右眼看到的另一张,这两张图交替出现。人们已在猴的视皮层V5区(或MT区)检测到有类似反应特征的神经元。值得注意的是,在这种实验条件下,视网膜经外侧膝状体到初级视皮层的信号并没有变化,但对图像的视觉感知却不断地发生变化。这就清楚地表明,初级视皮层(V1区)不可能是视觉感知所发生的区域,而应该是比V1区更高级的中枢区域。这个实验又一次清楚表明,视觉感知并不完全由视网膜的输入所决定。

　　另一方面,正如在第2章中曾提及的,现代视觉研究已显示,视景的不同侧面(图形、颜色、运动等)的表象分布于脑的不同部分。那么,脑如何由各种视觉信号形成视景的总体表象? 直到现在尚未发现在脑中有一个特定区域汇聚对视觉觉察所必需的所有信息。在这个过程中,"注意"可能起着关键的作用,即在一个物体受到注意的瞬间与该物体所有不同侧面相关的神经元有可能一起放电,这种放电还会在短暂的瞬间加强有关突触的活动,使相关神经元的放电增加,从而与记忆中这种特定的放电模式发生共鸣,形成总体表象,导致视觉觉察。在此过程中,皮层反应的节律性神经振荡有可能起着介导作用(图4.1)。已经发现,在视皮层不同区域的神经元之间存在着放电的相关,经常是有节律的,其频率为30~70 Hz。[6]这种振荡把表示视景不同方面的所有神经元的活动协调起来,从而产生视觉觉察。当然,还可能有其他机制参与其中。

　　在众多有关意识的理论中,有一种令人瞩目的整合信息理论,这是由美国精神病学家、神经科学家托罗尼(G. Toroni)最先提出的,之后科赫参与合作。[7]他们基本的核心思想是,为了形成对世界协调一致的主观体验,大脑必须把输入的感觉信号和记忆中已储存的信息整合起来。这提示相关脑区之间必须存在相互作用。一旦这些脑区间的相互作用因各种原因而减弱、消失,意识就发生消退,而意识的程度则可以由相关系统所整合的信息量超出系统

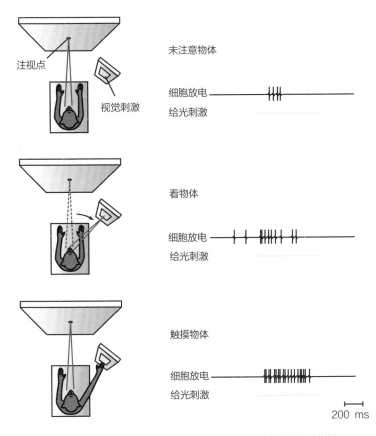

图4.1　注意状态的变化对猴视皮层神经元反应的影响。使实验猴的眼注视小红点（注视点），当视觉刺激不与该注视点重合，但落在其感受野中时，该神经元将产生放电反应（上图）。当猴眼快速转向该目标（即伴有注意行为时），神经元反应增强（中图）。当猴同时用前肢触摸目标物体时，神经元反应会进一步增强（下图）。

各组分信息量之总和来表示（Φ），对Φ并可加以量化。系统的整体化程度越高，协同性越强，意识的程度就越高。按照意识的内涵，他们把意识存在所需的5个必要条件，以5项不证自明的公理的形式作为其理论基石,其中最重要的是意识的整体性和独特性。所谓整体性,即意识作为对一种事物或事件的主观体验,必然是事物各个组分或事件的各个侧面的信息整合起来所形成的统一协调的整体。所谓独特性,即每一种意识,无论就其内容而言还是就时空尺度的展示而言,都必然是独一无二的。

这种理论强调,意识是脑的不同部分相互作用的结果。不过就总体而言,它仍然是把脑作为一个"黑匣子",这一理论所展开的,还是对这个"黑匣子"工作原理的数理描述。不管这种理论有多成功,它还是需要神经科学家们提供实证,来精确地阐述是怎样一些脑区,是怎么一种或数种相互作用,导致意识的产生和(或)意识状态的变换。实际上神经科学家们已经开始做了,现在正在卓有成效地将此往前推进,相信今后将会作更大的努力这样去做。克里克在世时,对于脑中一个称为屏状核的结构特别感兴趣,屏状核位于皮层下,在豆状核外囊的侧方,多年来为解剖学家所忽视。由于这个核团与大脑的很多区域有广泛的联系,引起了克里克的特别注意,甚至在临终前3周,他还对一位探视他的好友叨着:意识的秘密一定就在屏状核,要不,这个核团为何要和大脑中那么多区域有联系呢?[8] 克里克的这一直觉的猜测,似乎不无道理。2014年的一项研究报告描述了这样一个病例:让一位癫痫病人重复诵读"好"这个英语单词,此时如果用高频电脉冲刺激病人的屏状核,他念词的声音会变得越来越轻,最后逐渐丧失意识;一旦停止刺激,病人的意识立即恢复,屏状核在意识体验中似乎起着一种开关的作用。[9]

参与意识的另一个区域是丘脑,最初是临床的证据:植物人都有丘脑萎缩的现象。据报道,有一位8年都处于最低意识状态的病人,当通过植入丘脑的电极给予刺激时,病人又能活动肌肉,甚至开始讲话。近期(2020年),研究人员进一步明确,丘脑的一个亚区,即中央外侧丘脑中的一个小区域(宽度为 1.0~1.5 mm,深度 3~4 mm)也与意识有关,通过脑深部电刺激(DBS)技术对这个区域进行适当刺激,能唤醒麻醉状态下深度昏迷的猴子,停止刺激后,又能让其在几秒内回到无意识状态。[10]

丘脑既接收来自外周的感觉信息,又接收来自大脑其他部位的信息,那么是哪部分信息使丘脑与意识相关联起来?从目前的研究结果来看,丘脑本身并非产生意识之处,而可能是从皮层来的信息使丘脑在意识的产生中起着重要的作用。从某种意义上来说,丘脑是意识的测量仪,它可以告诉你,这个人有意识,但它不产生意识。那么在大脑里到底发生了什么导致了意识的产生?对这一问题,科学家们还无法作出满意的答复。笔者在撰写本章时,曾在笔记上留下了自己如下的感想:在我看来,导致意识产生的应该是大脑中发生的一系列过程,这些过程的发生所涉及的远不止一个核团、一种连接,意识是相关神经环路的各种作用及相互作用的综合结果。

在整合信息理论的指导下,最近在意识研究领域中取得了一项与临床相关的具有里程碑意义的重要进展。[11]临床大夫们都有这样的体验,即使运用脑成像技术也难以确定一个人是在熟睡,是处于麻醉状态,还是因大脑严重损伤处于昏迷状态。所谓的植物人并无反应,但无法判断他们是否存在意识,英谚谓"Absence of evidence is not evidence of absence"(缺乏证据并非不存在的证据)。有研究提示,在确定植物人是否存在意识时,存在一个灰色地带,即其中可能约20%是有意识的。那么有没有可能研发一种方法,能对此作出客观的判断呢?最近美国和意大利的科学家在这方面向前跨了一步。他们用经颅磁刺激(TMS)技术施加一个脉冲磁场,观察用高密度电极记录的脑电发生了什么变化,然后通过一种特定的算法来计算脑电受扰动的程度,即算出扰动复杂度指数(perturbed complexity index,PCI)(图4.2)。如果大脑完全没有受到扰动,则PCI接近0,而PCI越大,意味着大脑活动受磁脉冲的影响就越显著。

这项研究从逻辑上来说是非常直截了当的。第一步是在对照组进行测试,确定两种情况(即肯定有意识和肯定无意识)下的PCI,然后推断出存在意识时PCI的临界值为0.31。第二步,用临界值来判断处于灰色地带的患者是否存在意识。当PCI>0.31时,受试者确定是有意识的,而PCI<0.31时,则是无意识的。例如:氯胺酮麻醉的特点是消除感觉,但不消除意识,所测得的PCI>0.31,表明在这种麻醉情况下,尽管病人安静地躺着,但他是有意识的。

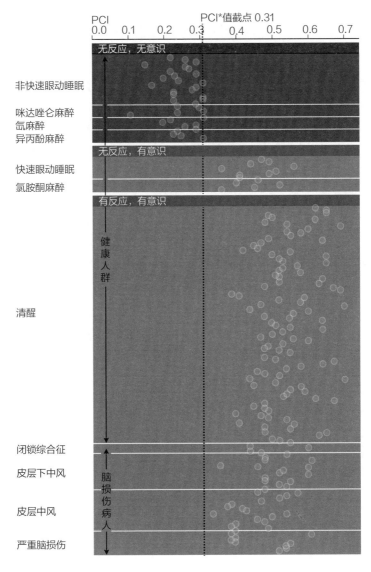

图4.2 用扰动复杂度指数(PCI)来检测人是否具有意识。PCI可用于对大脑活动整体的复杂性受扰动的情况进行估计。当PCI > 0.31时可认为是有意识的,但当PCI < 0.31时则无意识(深度睡眠或麻醉状态下)。

　　意识研究也吸引着其他学科的科学家。一些著名的物理学家提出，意识是由发生在神经元内部的蛋白质结构（微管）中的量子物理过程产生的。他们认为，这可以解释脑如何作出决定，甚至如何证明数学定理。这种把事物还原为其本原的极端的还原论观点受到了神经科学家广泛的批评，认为用量子力学来解释意识，无异于用晶体管来解释收音机，这种在解释组构层次上的跨越可能会导致错误的结论。[12] 进而，一些具有哲学思想的科学家认为，神经科学家对意识的解释也仍然还是一种还原论的观点，并不能在真正的意义上解释意识的本质。他们把意识区分为"易解问题"（easy problem）和"难解问题"（hard problem）。前者包括人如何能区别感觉刺激并作出适当反应；脑如何整合不同来源的信息，并利用此信息控制其行为；人如何能用言词描述其内部状态。他们认为，神经科学家现在所能回答的还只限于"易解问题"，并未涉及作为意识的核心的"难解问题"。"难解问题"是关于脑中的物理过程如何产生主观经验的问题，即思想和感知的内在方面。他们坚持认为，即使与意识有关的所有行为和认知功能都搞清楚了，也仍然留下了进一步的问题：这些功能的执行为何伴有意识经验？ 他们提出了以下著名的想象性实验。设想玛丽是23世纪的一名从事色觉研究的世界顶尖的神经科学家，她一生住在一间黑白房间里，从未见过任何其他颜色。她清楚地了解脑中的物理过程及脑的生物学特性、结构和功能，她知道颜色与波长有关，也了解颜色在脑中所引起的各种过程，但是关于色觉有一个关键问题是她所不了解的，即颜色的主观感觉是什么？[13]

那么意识这个世界之结究竟在什么时候才能解开呢？有些专家估计，这个问题的解决很可能是在21世纪。笔者认为作这样的估计也许过于乐观了。在笔者看来，意识的奥秘不仅不可能在这个世纪阐明，在可以预见的将来也仍会是人类面临的一个难以作答的大问题。具体来说，到目前为止，我们甚至对意识下定义都很困难，对于这样一个含义不明确的问题，怎么可能有望在短时间内取得共识呢？更重要的是，意识的解读是一个特殊问题，究其本质而言，是一个自我指涉的问题，即自身对自身存在的感知进行解读——试图解释意识的正是意识本身。这一问题在某种意义上类似于已被证明的所谓"哥德尔悖论"[①]：那就是，想要找到一个自我包容的可以推导出一切数学的公理集合是无解的。换成更通俗易懂的表述就是，要区分"可证"与"真"的不同，即逻辑上被证明的，可以是真的，也可以是假的，说明了一个自我指涉的体系可以导致悖论，而要判断悖论的两个对立面中哪个是正确的，单通过逻辑推理是无法做到的。因此，如果说解读意识是自我指涉的问题，那么虽然不能说意识这个世界之结永远都无法解开，但是对意识的真正了解需要时间，需要极大的努力。

和意识相关的还有许多重要的问题值得探讨。例如，动物有

---

① 哥德尔(K. Gödel，1906~1978)，奥地利裔美籍数学家。所谓"哥德尔悖论"，即通常所称的"撒谎者悖论"，常引用的典型例子是：当一位撒谎者说，这句话是假的(This sentence cannot be true)，对此，无论是作"真"或"假"的判断，都是符合逻辑的，对于这个悖论的详细阐述，参阅有关"哥德尔不完全性定理"的介绍。

没有意识？大部分人认为除了人之外，猴和猿也有意识，在西方，人们认为狗也有意识，那么老鼠、蜜蜂等有没有意识？此外，还有科学家认为，在我们这个宇宙中，意识是达到一定复杂程度的物理系统所具备的一种属性。一个物理系统越复杂，它所拥有的意识水平就越高。在未来，如果人类能够打造出比人脑还要复杂的计算系统的话，那么人工智能的意识水平就有可能超越人脑。对于这些问题，我们将在第8章作进一步讨论。

第5章
脑疾病症结

"每年有数十万美国人开始记不住是否已关上了家中的炉子或已锁上前门。他们开始叫不出熟悉的事物的名称,难以找到合适的词来表达他们的想法,无法结算其银行存折。他们的外表似乎都很正常,既不表现明显的神经性缺陷,也无抑郁症、中风症状的迹象,但是这些人病情严重,他们在3~5年内将丧失智能,成为严重的痴呆。他们的语言和思维能力严重受损,甚至生活无法自理,终至卧床不起。"这是哈佛大学教授沃特曼(S. Wartman)对老年性痴呆(即阿尔茨海默病,AD)的生动描述。AD是一种主要殃及记忆和其他认知功能的疾患,1906年首次为德国病理学家阿尔茨海默(A. Alzheimer)所发现。在美国,在75~84岁的老人中,估计患AD者达17%,每年耗费达2400亿美元;估计到2050年患病人数将增至1500万,耗费高达7000亿美元。人们越来越清楚地认识到,以AD为代表的脑疾病已成为对人类健康影响最严重的疾病之一,同时在经济和精神上给社会和家庭带来沉重的负担。据2011年世界卫生组织(WHO)报告,全球脑疾病的社会负担已占所有疾病总负担的19%,超过了心血管疾病(11%)和癌症(7%)。应用多学科手段的集成,展开对主要脑疾患的病因和发病机制的研究,以及在此基础上研发早期诊断指标和新的治疗对策,已成为迫切的社会需求,也是当今脑科学研究的热点领域。

AD发现至今已一百多年,但病因仍然未能确认。与健康人相比,AD患者会出现严重的脑萎缩症状,并引起认知功能衰退。一般认为,AD是β淀粉样蛋白(amyloid β-protein,简称Aβ)和神经元微管相关蛋白τ蛋白错误折叠和堆积而致。病理检测清晰显示,Aβ沉淀形成了细胞外老年斑,τ蛋白过磷酸化形成了神经原纤维缠结(neurofibrillary tangle,NFT,存在于脑内神经元中,是神经元趋于死亡的标志)。

此外,有许多研究证据提示,不少其他因子也可能参与其中,如免疫因子、遗传因子、雌激素等。由于当年命名这种疾病时依据的是症状及尸检的结果,于是就存在这样的可能性:在AD名下,其实包含了多种病症,这些病症的病因和发病机制不同,但殊途同归,表现出类似的症状。笔者就这一问题向有关专家咨询,他们多对我们的观点表示基本的肯定。进一步文献调查表明,这些问题确实已经引起了学术界的注意。例如,在2020年,一群欧洲的科学家通过尸检和神经成像技术对AD病人进行大规模队列分析,根据τ蛋白相关的病理特征和脑萎缩发生的区域分布情况,已鉴定了4种亚型(图5.1)。[1] 第一亚型是典型的AD,占病例总数的55%,在海马和联合皮层均有τ蛋白相关的病理特征,并出现脑萎缩。在第二亚型的病例中,脑萎缩主要发生在边缘系统;第三亚型病例的特征是海马完全未受损;第四亚型,脑只有很轻度的萎缩。这后三种亚型在总数中的比例分别是21%、17%和15%。不同亚型之间的差别,随发病年龄、受教育年限、病程长短、性别,以及脑脊液中生物标志物的浓度等因素而异。在AD病人中,脑萎缩情况的区域特异性不同,强烈提示可考虑将AD分为不同的亚型。

| 正常受试者 | 典型AD | 边缘系统萎缩 | 海马未受损 | 轻微萎缩 |

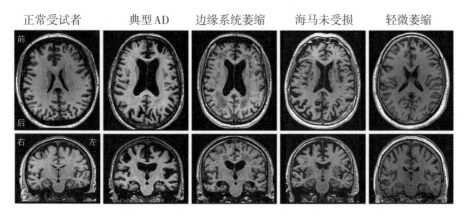

图5.1 阿尔茨海默病(AD)的4种亚型的影像学特征。用核磁共振成像技术对4种亚型AD病人(典型AD、边缘系统萎缩型、海马未受损型、轻微萎缩型)进行扫描获得的影像,上排为水平切面,下排为冠状切面,各类亚型均有其影像学特征,差别很明显。

在此研究领域中,一个令人纠结的问题是,多年来,科学家们提供了大量的证据表明,Aβ、τ蛋白及其前体和剪切酶在AD发病过程中起着关键的作用,但是以这些蛋白为靶点开发的药物,在临床试验阶段的结果均不理想。目前获批的药物只有3种:胆碱酯酶抑制剂(ChEls),兴奋性氨基酸受体(NMDA受体亚型)拮抗剂(如Menantine,中文名为美金刚),以及我国自行开发的与肠道菌群相关的GV系列。前两种只能短暂地缓解AD的症状。现在,AD研究学者形成的共识是,治疗像AD这样复杂的疾病,针对单个靶点的药物是不可能获得良好疗效的。已经对这种情况的出现提出多种解释,而AD存在多种亚型是否也应作为一种解释列入其中?之所以这么说,是因为目前测试药物多半是针对一个靶点,如果对于某一病例,其病因与所针对的靶点并无关系,那么在该病例上所得的结果就不那么靠谱。在一个队列中,这些结果越多,结果就越不理想。

许多以Aβ和τ蛋白为靶点的药物临床三期的遇挫,反映了人类在和AD这种复杂疾病作斗争过程中的一次曲折,同时也指明了在研发真正改变AD治疗现状的药物的崎岖道路上,我们所面临的挑战和机会。人们将继续研发针对Aβ的治疗手段,包括主动免疫和被动免疫策略的改进,以及抑制剂的使用等。不少科学家也以冷峻态度尖锐地指出临床试验设计的重要性——某些负结果有可能归因于试验设计的不周。针对τ蛋白和ApoE的治疗手段的研发也在梳理资料的基础上重新起航。在学术界正逐渐形成以下普遍的共识:在临床上对AD的治疗,多管齐下的综合治疗方法比单一靶点的治疗方案更为有效。这将成为今后工作的重要指导原则之一。[2]

帕金森病(PD)与AD同为神经系统退行性疾病,但前者病因比较清楚(中脑黑质多巴胺水平降低),因此有效的治疗方法也比较统一。PD亚型的区分似乎不像AD那么迫切。即使如此,补充多巴胺并非对所有PD患者都是有效的,学界已经注意到了这一情况。随着更多经验的积累,对这一问题的认识可能会变得更加清晰。

哺乳动物中枢神经系统损伤后修复，特别是公众较熟悉的脊髓损伤后的修复，是长久困扰医学界的大问题。众所周知，低等动物的中枢神经系统有很强的再生能力。例如，如果切断蛙视神经，中断了视网膜和视顶盖(低等动物视觉中枢)的纤维联系，离断的视神经能够自动长回视顶盖，恢复原来的功能。利用这一特性，诺贝尔奖得主斯佩里(R. Sperry)在对蛙进行实验中，通过改变视网膜和视顶盖的相对位置，证明了视网膜神经节细胞的轴突及视顶盖的靶神经元都有特征性的化学标识，使它们之间能互相识别。[3]但是，当进化的阶梯达到了哺乳动物后，中枢神经系统就丧失了这种再生能力(尽管周边神经系统仍然保持再生能力，这就是为什么断肢再植手术后功能迅速恢复的原因)。运动中枢发出的信号，在正常情况下是经过脊髓到达肌肉的，如果脊髓的某个节段损伤了，运动信号就无法到达相应的肌肉，机体也就不能做相应的运动，而相应部位的感觉信号也因此不可能再传递到相应的感觉中枢，这就造成所谓截瘫。中枢和周边之间的交通线断了怎么办？无非是两种途径。一是通过脑机接口把中枢的信号跨越断面送到肌肉的那一端，以此操控肌肉的运动，实施某种动作或者直接作用于能实施这种动作的人造机械装置，来完成某种任务。2014年巴西世界杯足球赛开幕式上，那位名叫平托(J. Pinto)的下肢瘫痪的男子成功发球给人以深刻的印象。这位男子因脊髓损伤导致运动中枢的信号无法到达下肢，因此不能执行踢球的动作。医生为他特制了一套可代替下肢的脑控机械骨骼装置，然后让他的运动中枢发出的信号通过脑机接口来控制这套装置，从而使他完成了踢球动作。

另一种方法是,使断了的神经纤维长过断面,与另一端神经重新接上,从而恢复原来的交通线。这种方法当然比较理想,但是实验表明,简单地把神经纤维这两个断端融合起来,根本解决不了问题。原来,在创伤部位,神经元的轴突和血管都已经堵塞或水肿,免疫细胞(包括小胶质细胞、淋巴细胞、巨噬细胞等)长时间激活会产生各种毒性物质,最终导致损伤部位微环境破坏,不再允许神经纤维的再生。此外,逐渐发展的胶质细胞胶质化和疤痕也为神经再生设置了屏障。在中枢神经系统中确实存在神经干细胞/祖细胞,但这些细胞在神经再生中的作用还很不清楚。

最近几年,一群中国科学家采用了一种创新型壳聚糖NT3生物材料,桥接大鼠离断脊髓的两个断面,同时缓慢释放神经营养素NT3,为神经干细胞/祖细胞的激活和迁移创造更有利的微环境。在大鼠的胸髓7~8段,做脊髓全切断手术,并切去5 mm脊髓组织,之后立即在切口处填上NT3壳聚糖导管,用运动评分(BBB)分析截瘫后肢运动功能随时间的恢复情况。结果表明,损伤52周以后,壳聚糖组的BBB分值明显高于对照组;解剖学和行为学方面的恢复伴有壳聚糖导管中再生神经元之间的功能性突触的形成。进而,他们又运用转录组分析,探讨了这种情况下功能恢复的分子机制。他们的结果表明:神经再生是由于在再生部位建立了抗炎症的微环境,增强了血管化,并且发现了新的神经元发生。[4]这些结果已为国外另一个研究团队所证实。[5]对大鼠的研究获得成功之后,他们又把研究拓展至非人灵长类模型,获得了相似的结果。[6]

这些研究显著地推动了这一领域的发展。

当然，还有不少重要的问题有待回答。即时想到的就可以列举如下：损伤部位再生的细胞是什么类型？它们的组成是怎样的？神经胶质细胞在其中起到什么作用？在原来的神经结构和新再生细胞之间是否已经形成它们固有的突触联系？如此等等。因此，虽说这些重要的成果鼓舞人心，但显然不能指望这个领域的面貌将从此得到根本的改变。对于这一问题的复杂性，我们要有足够的思想准备。我们需要认识到，"进化"这一双巨手，在塑造整个世界、整个人类的过程中，也许是为了使人类能够更适应生存的环境（也可能是因为其他原因），使我们的中枢神经系统失去了再生的能力，而我们现在在这个领域所做的，正是想使人能够恢复进化已使之失去的再生能力，从某种意义上来说，是"逆天而行"，理所当然地会经历更多的困难。

走笔至此，笔者不禁想起前一阵喧嚣一时的换头手术，即将一个脑部正常工作的人的大脑移植给一个脑死亡而肢体功能无损的人，有记者希望我就此新闻谈自己的观点。我回答说：我不明白为何要干此类荒唐事。颈部血管、神经纵横交错，手术难度很大，但这并非关键所在，（再说，再难的手术也难不倒中国优秀的外科大夫，）关键在于，现代的科学技术水平尚且无法使同一个人的脊髓断裂后再生、愈合，怎么能把不同人的脊髓的不同部分缝合在一起，使中枢的信号无阻碍地通过断裂口与脊髓的外周部分相连接？脊髓的这两部分即使缝合在一起，也是典型的"貌合神离"，它们不可能在结构和功能上整合起来。此外，还需解决异体移植所致的强烈的免疫排异反应。纵然退一万步，手术成功了，脊髓成功再生的问题解决了，但是在伦理上还存在着同样严重的问题：把张三的头移植到李四身上，那接受头颅的身体如果幸运地存活了下来，应该如何定名，是叫李三，还是张四呢？因此我对记者说：对这种科学上毫无意义的事我们要毫不含糊地说"No"！

在论及脑和神经系统疾病时，有一种疾病与人类的智力，尤其是和人类的创造力，关系特别密切，那就是精神分裂症。亚里士多德(Aristotle)曾说："没有任何天才人物不带有疯狂的特征。"与之相映成趣的是英国诗人德莱顿(J. Dryden)的名言："从天才到疯子，仅一步之遥。"德国天才作曲家舒曼(R. Schumann)的一生似乎为上述两段名言作了最好的注解。舒曼患有严重的双相性精神疾患，不时发作，3次跳莱茵河企图自戕未成。据近年的研究，他的几乎所有最出色的作品，全是在他精神症状即将发作之前完成的，一旦发作了，他的天才似乎便荡然无存，二者之间仅一步之遥（图5.2）。图5.2显示了舒曼作品数量与其精神状态的关系，特别值得注意的是，他一生中有两个创作高峰期(1840年，1849年)均伴有轻度躁狂的发作。应该说，亚里士多德和德莱顿的评论是基于他们两位的观察所留下的印象，并非科学的结论。一位英国心理学家曾应用现代精神病理学方法对近代三百位名人的经历进行了细致的分析，发现在政治家、科学家中约有17%患有精神分裂症，在作曲家中,这个比例为31%,在画家中达37%,在小说家、诗人中高达46%。这些比例均远远高于普通人群中的比例。[7] 这些比例数值强烈提示,创造性和精神分裂症之间高度相关。有人甚至调侃地说,精神分裂症或许是学术成就和创造力在进化选择中的副产品。

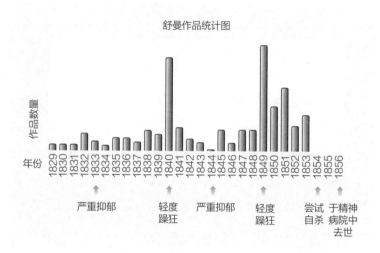

图5.2 舒曼作品的数量与其精神状态的变化相关。舒曼是19世纪德国音乐家,他一生中两个创作的高峰(1840年,1849年)均伴有轻度躁狂。

由于精神分裂症与智力、创造力等紧密相关,因此至今缺乏足够有力的证据表明,动物也可能患同样的疾病。没有合适的动物模型,对其发病机制也很难深入到细胞和分子水平进行研究,这就导致目前在这个领域的研究工作主要还是"黑匣子"式的;对发病机制提出的各种假设,如多巴胺假设(多巴胺量的失衡以及多巴胺受体活性的失调是引起精神分裂症的原因之一),5-羟色胺假设

（过量的5-羟色胺导致精神分裂症），主要支持证据还是来自抗精神病药物的相关研究。还需要指出的是，现有的抗精神病药物主要是针对抑制阳性症状（如妄想和幻觉），而对慢性症状（如逃避社会和认知缺陷）几乎无效，有时还会引起严重的副作用。在精神分裂症的基础研究方面，进行得比较深入的是关于遗传因素的影响。回顾这一方面研究的历程能为我们提供若干启示。

早在1956年就有研究报告称，同一家庭的4位孪生女孩无一例外在18~22岁时出现了精神分裂症的症状。这个悲剧性事件提示，精神分裂症存在着明显的遗传倾向。从那时起，对精神分裂症的遗传研究，就成为这个领域的重要研究方向。对于是遗传因素还是环境因素在精神分裂症的发病机制中起主导作用始终存在着争议。遗传学家知道，寻找精神分裂症易感基因并不容易。那些致病风险很高的单个基因，在整体人群中可能非常罕见，而那些普通的致病基因所带来的患病风险要小得多，因而这类基因的检测难度也相应增大。2013年，由英国科学家领衔的团队，对大量精神分裂症病例和对照者进行研究，确定了108个与精神分裂症相关的基因，其中包括很多编码大脑信号转导系统的基因。编码主要组织相容性复合体（MHC）的蛋白质与精神分裂症相关性最强。他们特别注意到，MHC区中有一个C4基因，这个基因变异体的高表达，将提高患精神分裂症的风险。[8]

在一般情况下，突触修剪对于脑功能的正常实施是必需的，但这个基因的高表达有可能使突触修剪活动变得过于频繁,从而使精神分裂症患者的大脑灰质变得更薄,突触变得更少,这正是精神分裂症的典型症状。这样,故事听起来好像很圆满,但是却遭到了同行们的各种各样的质疑,对于同样的结果,这些质疑者所作的解读几乎完全不同,认为这正好表明精神分裂症在很大程度上是多基因疾病,是无法找到普遍的遗传机制的。[9] 这样,事情似乎又回到了原点。更有甚者,还有科学家认为,与当前确认的大多数基因相比,环境和社会因素可能带来更大的患病风险,这些危险因素包括居住在城市里、生活贫困、情感创伤等。这些因素之所以会导致精神分裂症患病风险上升,很可能是因为它们给患者带来了情绪上的压力。在现实中,遗传因素和环境因素相互作用最后以某种方式导致了精神分裂症发生。至于哪种因素起主导作用则因人而异,问题的关键是需要了解这类因素如何相互作用,今后的研究之路将依然是漫长而曲折的。

第6章
人类智能vs人工智能

　　智力(智能)是大脑诸多功能(特别是思维活动)的一种表现形式,它贯穿于人类的决策行为、审美过程、道德评判等之中。另一方面,人工智能又宣称所有的思维活动都只是高明的编程结果。那么人类智能和人工智能之间到底存在何种关系呢?

　　早年,智力被定义为学习能力、判断能力和想象力。在现代文献中,智力通常指的是抽象思维能力、推理能力,以及把大量信息组织为有意义系统的能力。其中,皮亚杰的定义,以其平实、生动的语言博得广泛的喝彩声:"智力就是你在不知所措时动用的东西。"这一定义显示了智力的一种特殊性,那就是在无计可施时,在惯常做法不奏效时,所需要的应付能力,即所谓计上心来。神经生物学家巴洛(H. Barlow)把智力的定义表述得更简洁,他认为智力就是预测未来的能力。[1] 因为智力的重要性,将智力高低数字化曾盛行一时。人们设想用多种方法来度量智力,通过精心计算,用数字来表示人类智力的高低程度,智商就是一种智力数字化的表示。但智商的测量是相对于逻辑、知识等方面的能力,在很多情况下并不能完全体现一个人的聪明程度,于是更多的量表出现了,试图用来衡量所谓创造性智力,乃至多重智力等,其中加德纳(H. Gardner)的多重智力理论影响很大,这种理论的基本考虑是:智力是一种总称,在不同的方面,均可能有相应的特异智力。加德纳把智力分成语言智力、音乐智力、逻辑数理智力、空间视觉智力、肢体-运动智力等不同的智力。[2]这多重智力在相当大程度上反映了人类在智力活动方面的现状。一位名叫克里斯托弗(Christopher)的英国人是智力多重性的一个佳例,他有非凡的语言天赋,能熟练地运用16种语言进行交流,但他竟然不能完成4岁孩子能顺利通过的智力测试。[3]这表明,一个人在某一方面表现出众,并不意味着他在其他方面的表现也会同样出色。

对智力的研究源远流长,涉及面也相当广。除了对智力的定量测评之外,研究还包括遗传和环境对智力的影响、智力与哪些脑区相关等。但是笔者注意到,对于智力的研究几乎完全是"黑匣子"式的。对意识的研究也曾是"黑匣子"式的,但近年的研究已经使这个"黑匣子"处于半开半关的状态,而那个与智力机制有关的"黑匣子",则几乎还是处于全封闭状态。众所周知,人的智力各不相同,有高低之分。笼统地说,这是由于各人大脑的结构和功能的不同,但是进一步追问:是脑的结构或运行上怎样的差异导致智力上的差异?则几乎一点都说不上来。大名鼎鼎的物理学家爱因斯坦(A. Einstein)天分极高,这是大家都公认的。但他的大脑重量仅1230 g,低于现代男性大脑的平均重量(1400 g),他的大脑结构与常人相异之处,无非是外侧裂特别短,而下顶叶区过度发育,顶叶的胶质细胞数量比常人更高,特别是在左脑39区,胶质细胞与神经元的比例比成年男性的平均值高73%。[4] 且不说至今没有确凿的证据表明这些差异就是爱因斯坦成为旷世天才的原因,即使这些脑结构的差异总是和人的异禀相关联,我们也没有充分的理由去解释为什么出现这些结构的差异就会导致高智力,能提出的至多不过是一些可能性的猜测而已。这种状况在可以预见的将来,并不会发生根本变化,因为我们仍然缺少能够触及智能核心问题的技术和手段。

当我们谈到人类智能时,语言的影响不可忽视。已有研究显示,语言的发育相对独立于认知能力的发育,语言学家乔姆斯基认为,在语言习得方面,儿童构建理想化形式是“当他还不能在其他领域从事复杂智力活动之时,这方面的成功相对独立于智力……”。[5] 这也就是说,人脑天生就做好布线,为句法所需要的结构所用。尽管如此,完整地把握语言需要良好的社会环境,而正确的思维在相当大程度上有赖于对语言的娴熟运用——符合句法的语言是我们的思维赖以运作的基础,正是思维像潺潺流动的泉水,不断地充盈智力这个蓄水池。语言学家比克顿(D. Bickerton)曾作过一个生动的比喻:“难以想象没有语言的生灵会怎样思考?但是人们可以这样猜想,没有语言的世界在某种意义上会和没有货币的世界差不多。在这一世界中用作交换的是实际的物品,而并非代表其价值的金币或纸币。在这种情况下,最简单的交易尚且慢而麻烦,稍复杂的,真是谈何容易?”[6]

人类智能是使世界成为如今模样的操盘手，人类社会的物质世界和精神文明是依据人类的智能建立起来的。智力（智能），成为人类社会一个永恒的主题。与对意识的研究相似，对智力的研究在相当长时间内属于心理学的范畴。20世纪40年代之后，科学家们逐渐认识到，在长期演化过程中，生物体拥有了异乎寻常的特性，这些特性对于在工业中改进产品质量、提高效率等有重要的参考价值，比如，这是当时仿生学研究形成热潮的原因，飞机、汽车流线型的外观造型就是设计师受鱼类外形启发的结果。与此同时，随着大脑神经生理学的迅速发展，科学家们对模拟神经环路运作的人工神经网络开始感兴趣。初代的人工神经网络就是两位科学家麦卡洛克（W. McCulloch）和皮茨（W. Pitts）借鉴了真实的神经环路的运作方式而提出的。[7] 他们于1943年在《数学生物物理学公告》发表的论文中详细介绍了他们提出的神经网络和数学模型，这个模型的构建模仿了大脑神经元的结构以及处理信息的工作原理，然后加以抽象和简化。就模拟神经元的反应过程而言，这个模型将神经元简化成为3个过程：输入信号线性加权、求和及非线性激活。另一方面，在控制论专家维纳（N. Wiener）等的推动下，人们又把视线转向了生物控制论。以上就是人工智能隆重登场的背景情况。据现有的资料，美国计算机科学家与认知科学家麦卡锡（J. McCarthey）在1956年首先提出了人工智能的名称，他对人工智能的定义是：让机器表现出人所表现的智能行为。之后，不同学者又在这个领域提出了形形色色的名称。2016年加州大学伯克利分校的罗素（S. Russell）对人工智能提出了含义更广泛的定义：赋予计算机以智慧,使之沿着正确方向高效工作,以获取最大化的预期效果。[8]
这个定义说明了以下几个问题:一、人工智能并不是某个特定的技术,它既不是某种特定类别的技术方法,也不只是算法;二、它是一个研究方向,是使用某些方法使机器高效工作的一个研究领域。

人工智能问世初期,大部分有关的研究工作,尽管借用了神经生理学中的一些专门学术用语,如兴奋、抑制等,但很少真正借鉴脑的工作原理,有分量的研究工作十分有限。不过,即使没有借鉴脑的工作原理,人工智能领域还是取得了巨大的发展。本世纪初,有人举起了"类脑智能"(brain-inspired intelligence)的大旗,提出要借鉴脑的工作原理,来推动人工智能,近20年来类脑智能研究已蔚然成风。在本章中我们将集中介绍类脑智能。

在长期进化的过程中,为了适应环境的变化,也迫于竞争的要求,生物体的各部分(包括脑和神经系统)的结构、功能随之发生变化,这种变化的态势是使相应的结构和系统能更完善,并且更有效地完成任务。这种情况可以用克里克所作的一段精彩的评述加以归纳:"在广泛的意义上,对神经科学家一条有用的工作守则是:演化比他们自己更高明。"那么,人类智能作为一种高度复杂的信息处理系统,相对于传统的计算机而言,它具有怎样的优势和特点呢?

第一,大脑采用的是平行信息处理机制,信号的处理同时在几百万条通路中进行。例如,在哺乳动物视觉系统中,视网膜的输出神经元——神经节细胞将经过视网膜神经网络处理的信号传向视觉中枢,其时,每一条视神经纤维(神经节细胞的轴突)中的信号并非以二进制方式编码,而是其频率按光强,光波长,光的开启、关闭等参数进行编码。所有这些信号几乎同时到达视通路的中继站——外侧膝状体进行集合性处理。除此之外,大脑还可以同时处理多重信号,例如,在看电影时,人们在接收视觉系统传来的图像信号、听觉系统传入的音乐信号的同时,还能实时将信号转换成可理解的含义。这种处理方式比传统的计算机串行信号处理方式在速度上有巨大的优势。此外,这种方式容错性强,其中部分连接损伤并不会对整个系统的信息处理有大的影响,而由于这种系统信息储存呈分布式,还便于信息的检索,这对生物在生态和环境方面的适应有特别的优势。第二,在信号自低层次向高层次传递的过程中,不仅有信号的前馈,还有信号的反馈,即逆向自高一级传至低一级的神经元。在层次相邻的神经元之间,信号的传递也往往是交互性的,或者说是双向性的(从一个神经细胞发出的信号传至另一个神经细胞,而接收信号细胞又有信号传至发出信号的细胞)。上述这些信号传递的特点,对于信号调控的精细化具有重要意义。第三,神经信号在传递的过程中,即使是较远距离的传递,也几乎是没有衰减的,既有高度的可塑性,又有高度的稳定性。它的可塑性使其功能可以很好地适应环境的变化,而它的稳定性又使其功能可在出现轻度扰动时不受影响。这些特性都保证了神经系统在多种状态下的正常运作。第四,脑运作的低能耗。据测算,对于相同的作业任务,人脑消耗的功率通常只及相应人工智能系统耗能的千分之一。如果很好地借鉴大脑这些方面的运作原理，无疑将有力地推动人工智能的发展。

在硬件方面，模拟神经元的芯片已经发展到相当的水平。美国IBM公司在2014年就开发了一种类人脑芯片（TrueNorth），它仅有邮票大小，重量只有几克，但集成了54亿个硅晶体管，可以模拟100万个神经元和2.56亿个突触。TrueNorth的计算能力相当于一台超级计算机，功耗却非常低，只有65 mW。[9] 2016年，IBM又宣布开发出来首个模拟生物神经元基础结构的人造相变神经元，可以像神经元一样具有整合输入特性和触发随机性，IBM认为，只要把这类人工芯片进行阵列排布，就有希望模仿人脑的神经系统。[10]在2019年，英国巴斯大学也研发了仿生神经元电生理发放的硅芯片，这种芯片中的微电路可以模仿神经元中的离子通道，像神经元一样整合神经刺激并作出响应。[11]这样当人体自身的神经元无法正常工作时，就可以用这类芯片替换、模拟，并通过与脑机接口技术结合，成为人体和机器相互沟通信息的桥梁。

在软件方面，许多人工智能算法都深受神经科学的启发和影响，特别是在应用广泛的深度学习（deep learning）算法中。2016年，谷歌（Google）的子公司Deep Mind基于深度学习开发的Alpha Go系统（阿尔法围棋），以4:1的比分战胜了围棋高手李世石，让深度学习的热度再次攀升。深度学习之所以称为"深度"是因为它借鉴了大脑网络的多层结构，虽然深度神经网络距离真实的大脑网络还有相当的距离。之后 Alpha Go 又接连完胜了多位世界级的围棋高手,说明人工智能系统在处理特定任务时已经超过了人类,这一点我们将在后面详细讨论。深度学习中所应用的卷积神经网络(convolutional neural network, CNN)、递归神经网络(recurrent neural network, RNN)等,都借鉴了目前在神经生物学中研究得比较成熟的视觉信息处理的特征。在卷积神经网络中,多种卷积核可以提取不同的特征,一个卷积核所覆盖的范围相当于"感受野",在后续处理中进行权值共享,这方面参考了感知觉系统中感受野的机制,特别是视觉系统不同层次感受野所具有的不同特征,以及各个层次的神经细胞对信息进行平行加工的机制。使用一次卷积运算提取出局部特征,在此基础上再通过使用多层卷积继续计算,组合出全局特征。同时,深层神经网络与浅层神经网络也有区别,从而可通过迭代使用上一层计算所获得的信息,使拟合效果变得更好,这些方面均借鉴了神经系统中信息整合和迭代加工处理的特性。

递归神经网络和长短期记忆模型(long short-term memory, LSTM)也在不同程度上借鉴了神经系统信息处理的特征。在这种网络中,一般会设置一个隐含层,在这一层中的输入信息,不仅包含来自输入层的信息,还包括上一时刻自己运算后的输出信息。信息在这一层整合以后,再传至输出层,所以可以运用隐含层来作为信息的调节,模拟神经环路的结构来提高运算的准确度。

在神经网络中,还有卷积神经网络和霍普菲尔德神经网络

(Hopfield neural network, HNN)也分别借鉴了神经系统中的信号前馈(feedforward)和反馈(feedback)调节机制。在生物体中,一个神经元兴奋以后,可以通过使近旁的抑制性神经元兴奋,反过来抑制自己的活性;而"螳螂捕蝉,黄雀在后",上述的抑制性神经元又可能由于接收到其他抑制性神经元的抑制信号,使自己的抑制信号减弱。通过这样一些机制,无论是兴奋性信号,还是抑制性信号均可得到精细的调控,而神经网络通过在这些方面的借鉴也使得运算越来越精确、有效。

人工智能作为智能的另一种方式——非人类智能的迅速崛起,显现了科学技术的发展能以怎样的驱动力影响、推动社会的发展,它所产生的社会影响是巨大的。人工智能现在已经渗透至社会的各个角落,到处都可以看到人工智能或所谓"人工智能"的痕迹。其中,前后两次跨越20余年的"人机大战"所引起的社会的震动、民众的反应,以及蕴含的深刻的意义,在我们思考人类智能和人工智能的关系时,值得多费点笔墨。

话还得从20年前说起。1997年IBM公司的"深蓝"战胜国际象棋世界冠军卡斯帕罗夫(G. Kasparov),引起了社会的震动。人们明显地感觉到人工智能的威力,与此同时,也开始感受到人工智能对人类社会的威胁——计算机在推理性计算方面所具有的速度优势,在国际象棋这样一种推理性计算的博弈中,把人类抛在了身后。当时,笔者就曾预期,如果说现在人类的顶级棋手还可能有招架之力的话,若干年后,恐怕就毫无胜算可言。这一预期不幸言中。2016年Alpha Go在围棋界几乎打遍天下无敌手。围棋被认为是最复杂、最变幻无穷的智力博弈,在这种比试中,人类居然轻而易举地被一台机器击败,这引起人类的思考是再自然不过了。

首先,必须承认,近年来人工智能的发展是神速的。日本最初研发的围棋软件,只能战胜普通的业余围棋选手,而今天的Alpha Go,能根据对弈中棋局形势的变化而变换策略,进行自我思考和学习,不费力地就把一群高智商的围棋高手们打得人仰马翻。从表面来看,是高手们完败给一台机器,但是仔细分析,这场所谓的"人机大战",在相当大程度上是人群间的斗智斗勇。以哈萨比斯(D. Hassabis)为首的团队,依据对围棋棋艺的深湛剖析,借鉴人脑的基本工作原理,使这台机器拥有了非同寻常的初步的自我思考、自我学习的能力。因此,和这些高手们较量的表面上是一台机器,但是本质上是一群智力高超的科学家。"人机大战"不过是形式上的,本质上仍是人类智力的比拼。

我们还需要注意到,Alpha Go研制过程中,对脑的工作原理的借鉴还是很初步的。具有学习功能的神经网络一直是计算机科学和人工智能研究中的重要问题。从引入"反向传播算法",到"无指导性程序"的开发,都反映了科学家在这一领域研究中所做的努力。谷歌子公司Deep Mind继续推进这方面的工作,在2018年又推出了智能方向识别系统。[12] 在这项研究中,Deep Mind借助深度神经网络,首先模拟了兔子在迷宫中寻找路径的移动轨迹,然后用人工智能系统去学习这些移动的路径,最后这个系统也像兔子一样,在迷宫中找到了出口。为此所设计的人工神经网络系统,在完成寻找路径的任务方面,与一般的兔子行为并无二致(图6.1)。最

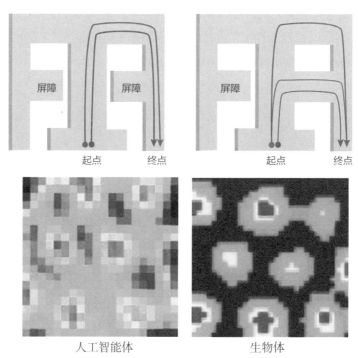

图6.1 Deep Mind公司的智能方向识别系统。上图:经强化学习后,人工智能系统在迷宫游戏中能够记住之前的位置、方向和速度,并结合其所处位置和方向,对下一步移动作出决策,其行进路线(红色线)相似于兔子的行进路线(蓝色线),甚至还会寻找新路和抄近路。下图:在迷宫游戏中,人工神经网络的活动特征,即形成具有多个兴奋区域交叠的网格节点(其中红色信号最强,黄色、绿色次之,蓝色最弱,构成一个类六边形结构,每个中心红点就是六边形的一个节点),与生物体中内嗅皮层网格细胞的活动特征十分相似。

令人惊奇的是,这个人工神经网络系统还自发地表现出生物大脑中"网格细胞"(grid cell)的特征。网格细胞被称为哺乳动物脑中的"导航仪",它们的放电的空间构型与空间位置有准确的对应关系,生物在到达空间环境的某一特定位置时,网格细胞就会强烈放电。更有趣的是这些放电位置有着精准的规则,它们构成一个个六边形,并串联成网格结构,准确地编码外界空间。网格细胞的发现者在2014年获得了诺贝尔生理学或医学奖。

正在迅速发展的人工智能,无疑将在人类社会各行各业的发展中起到重要的作用。很有意思的是,当人工智能由于借鉴人脑的工作原理而取得了跨越式发展的同时,也为脑科学的发展提供了很多有用的信息。2020年,还是来自Deep Mind的最新研究,证明分布式强化信息[也就是Alpha Go的升级版Alpha Zero(阿尔法零)的核心技术]可以为大脑中奖赏环路的机制提供解释。所谓的"时间差分学习算法"是强化学习的核心,可以通过学习为给定状态的未来值预测价值,算法会将新的预测值和原有预测值进行比较,如果发现有差异,会把旧的预测值调整到新的值,使结果变得更加准确。研究人员通过训练小鼠完成奖励任务,发现小鼠大脑中有大量多巴胺神经元的中脑腹侧被盖区所作的奖励预测和据分布式学习所得结果很相似,即据强化学习理论,假设大脑存在以神经递质多巴胺为基础的奖赏预测误差。实验显示,小鼠大脑的多巴胺神经元所表现的特征,按激活程度的不同,符合分布式强化学习的特点。[13]

人工智能继续显示出强劲的发展势头。艺术通常被认为是人类所独有的,是我们最终的圣殿。很难想象在艺术的领域中,人类的地位也会受到人工智能的挑战。笔者在阅读近年的一本畅销书《未来简史》,[14] 被书中讲述的一个故事激起阵阵寒战。加州大学圣克鲁斯分校音乐系的教授科克(D. Coke)写了一系列有关音乐的计算机程序。他编写的名为EMI(experiments in musical intelligence)的程序,专门模仿巴赫的风格。写这个程序花了7年的时间,但是一经推出以后,一个晚上就能写出5000首巴赫风格的赞美诗。科克挑出几首,安排在一次音乐节上演出。演出激动人心,观众反应强烈,但是观众并不知道作曲家是EMI,而非巴赫。等到真相大白,有些人被气得一言不发,有些人甚至恶言相加,他们感到自己被愚弄了。笔者的不安则是:机器模仿巴赫风格创作的赞美诗,怎么会比巴赫更"巴赫"呢? 真是匪夷所思!

人们自然会问,人工智能既然什么都能,那么在未来的某一天人工智能会不会超越人类,成为人类社会的统治者? 对这个问题的回答见仁见智。笔者的观点是,作为长期进化的结果,大脑实现智能的机理精巧又复杂,现在对智力的本质和机制的认识还处于褪裸状态。如果说从宏观结构和硬件的层面上模拟大脑的运行方式,虽然难度极高,但终究可以逐渐逼近的话,那么阐明脑的可塑性在细胞和分子层次上的表现如何与脑的高级活动相关联的机制则要困难得多,而人工智能如何借鉴其中的原理跃变至新的高度,更是对科学家思维的又一次重大挑战! 尽管随着大脑奥秘的逐渐揭示,随着人工智能理论、技术的日新月异,机器人在智力的某些方面可能接近,甚至超过人类,其创新性也会不断发展,但是总体而言,人工智能只能逐渐逼近人类的智力,而不可能超越它。在社会的发展进程中,人类不仅建立了丰富的物质文明,更塑造了一大群科学家、文学家、艺术家、哲学家,他们作为人类的代表,其渗透着睿智的不朽作品成了一个极其丰富、无与伦比的文化宝库。这个宝库属于全人类。试问能够设想这一宝库闪烁着的永恒光辉有一天将会因人工智能的崛起而变得暗淡无光吗?我们还需要认识到,人类的智慧也并不是亘古不变的,它就像潺潺的泉水,不停地往前奔流。从一个根本的意义上来说,人类的智慧是不可超越的。

人工智能的发展也清醒地告诉我们,在可以预见的将来,具有智力的机器人将不可避免地融入人类社会,并在一定意义上成为社会的一员。到那个时候,它们无疑会向人类提出前所未有的挑战。我们必须从现在开始就考虑如何应对这种挑战,这包括如何使非人类机器智力的载体与现今世界的生态系统相适应,如何限制机器智力可能表现的有害倾向,如何缓和人类对这种挑战的过激反应,等等。控制论专家维纳在70年前曾经预言:"未来的世界将是一场要求更高的斗争,以对抗我们智力的极限,而并非一张舒适的软吊床,我们能惬意地躺在那里,等候我们机器人奴仆的伺候。"[15] 言之信然!

第7章
脑机接口——变科幻为现实

　　哲学家普特南(H. Putnam)在1981年出版的《理性、真理与历史》一书中,阐述了一个名为"缸中之脑"(brain in a vat)的哲学思想实验(图7.1):把一个人的脑子从身体上取下,放入一个能够维持它存活的缸中,并把它与计算机相连,计算机则按程序向脑中传送信息。对这个脑而言,一切都与生理状态下一样——它从外界获得的信号输入,由此产生的思想意识,以及脑发出的信号所得到的反馈等都不变,那么脑就无法知道它是处于颅中还是缸中,也就是说无法确认自己是生活在虚拟世界还是在现实世界之中。这一理念影响了许多科幻小说和电影,如《黑客帝国》《源代码》等,在这些作品中,主人翁都是通过这类"黑科技"或主动或被动地让大脑与计算机相连,被计算机读取思想,或使之处于模拟现实的环境之中。

　　科幻世界中的这一类"黑科技"在现实中有个专业名称叫作"脑机接口"[brain-computer interface(BCI),或是 brain-machine interface(BMI)],通常是使用电极或芯片构建人脑和外界(计算机)交互的窗口,采集脑中的神经信号来控制外部设备,把外界信息通过刺激反馈给大脑,让大脑与计算机进行交流。脑机接口技

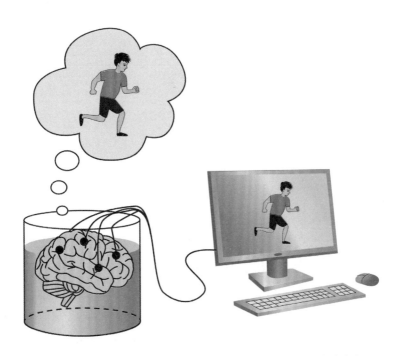

图 7.1 "缸中之脑"示意图。假设人所体验到的一切最终都在大脑中转化成神经信号,而所有的生理状态和思想意识又均能被破解,那么当计算机把这些信号传递给大脑并给予相应反馈时,大脑就完全无法确定自己是在颅内还是在缸中。

术最初是按照临床治疗需求研发的,在 20 世纪 80 年代就已被应用于神经功能修复中。有两类疾病目前广泛使用脑机接口技术:一类是感觉通路损伤性疾病(脑失去了输入信号);另一类是因输出通路障碍导致脑的指令无法到达外周神经或效应器。在第一类疾病中,用来恢复听觉的植入设备"人工耳蜗"已发展得比较成熟,目前最新型的人工耳蜗已能分析相当复杂的听觉信号,甚至在一定程度上能识别语言;而"人工视网膜"则可以恢复患者的光感和形状辨别能力,在特定的情况下甚至能使患者恢复一定的阅读书籍的能力。在第二类疾病中,脑机接口主要应用于神经假肢,使四肢受损的患者恢复基本的运动和生活功能。最有名的神经假肢是犹他大学的研究者发明的卢克臂[以电影《星球大战》中拥有机械手的天行者卢克(Luke)的名字命名]。[1]卢克臂通过在截肢者的臂丛神经中植入电极阵列,把臂丛神经的神经信号通过计算机转换成数字信号,指挥机械手臂和手指移动。同时,这款机械手臂还被透明硅"皮肤"包裹,能够提供触觉信号,模仿人类手指触摸和感受物体的方式,让患者更好地恢复本体感觉,从而去执行一些很精细的任务(如拿鸡蛋),甚至可以和自己的爱人浪漫牵手,而不会捏疼对方。

目前,最先进的一款神经假肢,是把脑机接口埋置在患者大脑的体感运动皮层,而非在手臂上插入电极,这种神经假肢通过结合机器学习的算法,能把大脑中的运动和触觉信号精确分离出来,通过贴附在四肢瘫痪患者手部的电极,既能将触觉信号反馈给中枢,又能操控自身的运动。

我国的研究团队在2020年宣布成功实现了国内第一例植入式脑机接口手术,使一位因车祸造成颈椎损伤、四肢完全瘫痪的72岁高龄的病人,用"意念"控制机械手臂,完成握手、拿饮料等动作。2019年,法国的研究团队还将两个传感器作为非侵入式脑机接口(即电极),并不刺入大脑,而是放置在大脑运动皮层表面,记录脑皮层电图(ECoG)来反映其意念,使一位四肢瘫痪男子借助机械外骨骼装置实现了助力行走,并能控制手臂进行自由活动。整套装置还可实现无线控制,并具备长期生物相容性。受试者身上穿戴好的整体设备与科幻电影中未来世界的装备极为相似(图7.2)。[2]

　　脑机接口技术也已经用于脑高级功能的解析,其中较突出的是关于语言的脑机制的解析。早在20世纪30年代,苏联心理学家维果茨基(Lev Vygotsky)就提出了把思考时产生的内部语言(inner speech)和说出口的外部语言(overt speech)联系起来的理论框架。当时已有科学家在用肌电图(EMG)作检测时发现,大部分人在默读和用内部语言思考时,喉部肌肉也会像用外部语言时一样明显地被激活。[3] 近年来,应用脑功能成像技术和经颅磁刺激技术进一

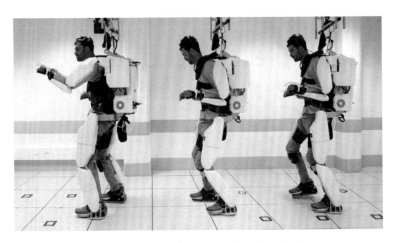

图7.2　脑机接口技术实现四肢瘫痪者的功能恢复。法国的研究团队完成非侵入式脑机接口手术,配合相应的机械外骨骼,能使四肢瘫痪者实现助力行走。

步显示,我们在使用内部语言默想时与说话时使用的是同一脑区——布洛卡区。[4] 因此,只要通过脑机接口从这部分脑区收集脑电信号,加以破译和重建,就能解读我们的内部语言,从而使人们不用开口说话,就能通过对内部语言的解读在大脑外部进行语义重建,目前的重建率已超过50%。2019年,美国加州大学旧金山分校的科学家团队又有了新的突破,他们把脑机接口和人工智能算法[主要是借助我们在第6章介绍过的递归神经网络(RNN)]技术结合起来,大量破译说话时的脑部神经活动,进而又开发出将这些神经活动转化为语音的解码器。[5] 这样,对于有言语障碍的病人,只要把电极放置于相应的脑区,读取他们的神经信号,就可以知道他们想要表达什么意思。更进一步使用语音合成系统,就可使他们能够与正常人直接进行思想交流。这项技术在认知研究历程中具有里程碑式的意义。我们常用的一句口头禅:"谁知道他在想什么?"是指在某人不开口说话情况下不可能了解他在想什么。但是一旦有了这种脑机接口,人类就能够通过对内部语言的解读去了解某人所思所想(读心术),因为内部语言无疑是我们进行思维所依赖的一种方式,虽然未必是唯一的方式。

这种技术还可能有助于治疗精神分裂症。有研究发现,精神分裂症患者产生幻听时所激活的脑区与正常人使用内部语言默读时的脑区(布洛卡区)大体一致,但大脑下侧的辅助运动区(SMA)并不会被激活,而正常人在用内部语言思考时SMA却被明显激活。[6] 这说明SMA脑区的激活可以帮助我们意识到脑中的这个声音来自自身,而非外部世界,这样就能区别幻听和真实声音。这就是说,利用脑机接口及其他技术,可以更好地研究精神分裂症中的幻听机制,以便进行更有针对性的治疗。

长久以来吸引我们的许多问题是与"读心术"相关的,例如:一个人的意念是否能导入另一个人的头脑中? 思想是否可以直接通过脑电波进行交流? 是否存在心灵感应? 脑机接口技术的应用大大加快了这方面的研究,逐渐把科幻变为现实。

美国杜克大学的一个研究团队首先在大鼠上证实,意念是可以从一个大脑传递至另一个大脑的。[7] 他们在美国北卡罗来纳州将电极植入一只大鼠(称为解码鼠)脑中,然后把大鼠放进有两根控制杆的实验箱中,按压其中一根杆就有水喝,而按另一根则没有水。如果没有经过训练,随机按压正确出水杆的概率为50%。与此同时,在巴西把另一只大鼠(称为编码鼠)置于同样的实验箱中,此大鼠经研究人员用光信号作长时间训练后,正确按压出水控制杆的概率可达90%以上。然后,把编码鼠脑部产生的电信号通过网络传递给解码鼠,发现没有经过任何训练的解码鼠按对控制杆的正确率可以达到75%! 之后,美国华盛顿大学的实验证实了意念也可以在人脑之间传递。[8] 他们让一名受试者甲戴上一顶与脑电波记录仪连接的帽子,思考如何玩一个简单的电脑游戏。在另一栋大楼,另一名受试者乙也戴着类似的帽子,但帽子上增加了一个线圈,放置在左侧大脑运动皮层(控制右手运动的脑区),能产生磁脉冲。当甲仅仅思考如何移动自己的手来发射游戏中的机关炮时(但并未动手),计算机将其大脑的信号通过互联网传送给乙,激活线圈使之产生磁脉冲。此时,乙的右手食指会不由自主地按下键盘上的开炮键(图7.3)！这个实验清楚地表明,远距离的思想或意念传递是完全可能的。正如英国皇家学会最近在一份关于新一代脑植入设备的报告中所声称的：“在某种程度上,人们之间可能会存在着心灵感应,人们可能通过思维直接交流彼此的思想,无须说话,也无须打字,就实现彼此间的交谈,从而使同事之间的合作和朋友之间的交流展现一种前所未有的新模式。”[9]

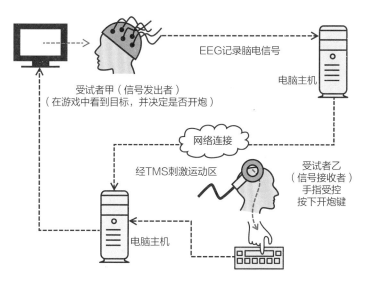

图7.3　通过心灵感应,两人合作玩电脑游戏示意图。将受试者甲(信号发出者)发出游戏开炮信号时的脑电图(EEG),通过网络传送给远处的受试者乙(信号接收者),并用经颅磁刺激(TMS)技术刺激其大脑运动区,受试者乙的右手食指不由自主地按下开炮键。两人通过心灵感应配合完成整个游戏。

这方面的研究正在迅速地往前推进。其中著名企业家马斯克
(E. Musk)身体力行。由他斥巨资建立的公司研制成功一种高通量
的脑机接口,尤其令人注目。[10]他们把1280个镀膜的柔性电极,由
能进行精细的脑外科手术的机器人,以极高的精度和极快的速度
埋置于实验鼠的皮层表面(图7.4),这些电极具有极佳的组织相容
性。在手术过程中,外科机器人手术的高精度和速度使之能避开
脑部大血管,不致引起组织的损伤;而所用的电极由柔性材料制
作,并用镀膜包裹,不易受脑部微环境变化的影响,从而保证了电
极在脑中能长期正常工作。进而,电极收集到的信号通过高速度
的USB接口导出,经无线传导,从而有可能实现信号的实时解码。
今后,如果运用这项技术把电极精确定位于大脑不同位置和不同
深度的中枢神经核团中,并让处于自由活动状态的动物执行视觉、
听觉、运动、记忆、语言等特定功能的作业,就有可能获得大脑各区
域在执行相应作业时所产生的大量信号。对这些海量信号的编码
机制的分析,对于破解大脑如何实现其功能(特别是高级功能)的
编码方式,意义重大。

通过研发的新型脑机接口,固然可能大大推进破解大脑神经
信号编码方式的进度,也使人们有可能把外部世界的信息反馈于
大脑,真正实现大脑与外部智能设备的高效联动。在马斯克看来,
这种脑机接口有可能避免人类社会将面临的一场毁灭性的挫败。
他曾经表示,人工智能很可能会威胁人类安全和人类文明,唯一能
够在未来与人工智能较量、抗衡的,就是让人类和机器高度融合,

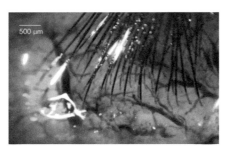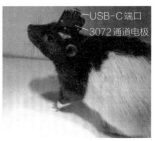

图7.4　Neuralink公司在大鼠脑部实现柔性脑机接口和高通量数据传输。左图：Neuralink公司发明神经外科手术机器人，可以在大脑皮层快速高效地植入柔性电极，精度可达微米级，同时避开表面血管系统。右图：在大鼠头上埋置的"电极线"，可通过USB type-c型端口，经3072个通道实现高通量信号传输。

成为所谓的"人工智能-人类共生物"——超人。这种超人可把机器在计算、逻辑推理上拥有的优越性和人类在创造性、有情绪等方面的优越性融合起来，来对抗"人工智能的独裁局面"。

　　且不说人工智能是否在将来有可能从整体上超过人类的智能，从而出现人工智能的独裁局面，也不说人类是不是最终需要研制这种以创造超人为目标的侵入式脑机接口，从科学上来看，这个领域在今后的发展中，将面临几重严峻的挑战。

　　首先是理论认识上的。虽然我们已经开始解读大脑的神经活动，但是目前能做到的是极其初步的。考虑到大脑高级功能的复杂性以及不可确定性，正确的解读必然需要研发新的特殊的算法，需要不同学科的科学家之间的紧密合作，这一过程中将需要漫长的时间，克服重重困难。虽然在前沿技术的辅助下，科学家已经实现了最简单的心灵感应,从而开始把科学的幻想转化为现实,但是真正意义上的"读心术"及其他科幻世界中的"黑科技",在可以预见的将来,基本上仍然还是一种科学幻想。

其次,在技术层面上的挑战也不容忽视。目前在这方面的研究主要是采用侵入式的脑机接口,即需要打开头颅植入电极,手术上的危险性和复杂性都极高。在这些问题解决之前就在人类脑部进行类似的实验,是不慎重、不合适的。植入脑内的电极和芯片在使用过程中会出现损耗和被腐蚀。此外,在解读结果时,还需要充分注意大脑本身所发生的可塑性变化。如果我们主要着眼于实际应用,那么研发非侵入式的脑机接口应该说是大势所趋。目前有不少实验室已开始使用电磁、超声、激光等非侵入式器具来对大脑进行调控,使调控的位置更精细,调控的能力更强,并使信号的采集更加有序。非侵入式的脑机接口技术将解决上述的部分问题,但又将产生新的问题,如信号大大减弱、干扰增加等。

通过脑机接口技术,无疑将推进我们对自身的认识,推进我们对大脑的了解。但是由此也可能给人类社会带来不少负面的影响。其中最需要注意的是如何防范对个人隐私的泄露。如果个人的记忆、谈话、思维活动等均可以被导出、被解读,这样就毫无隐私可言,我们每个人都完完全全变成了一个透明人,这将是一个什么样的社会? 如果人们能被随意地往脑中输入信号,传送和控制意念,那么人是否还有对自身控制的主体地位? 作为人类的个体自然会产生一系列有关自我意识和自由意志的问题:我是谁？我的行为是由我自己的意志控制的吗？这个世界是真实存在的吗？等等。

最后一个值得我们深刻思考的根本问题,就是除了挽救生命之外,对于绝大多数智力和健康都正常的人而言,是否需要这种完全以建立超人为目标的"人类智能"的增强？这种以脑机接口的改进为介导的人智增强有可能产生更多伦理上的问题。在一个社会中,如果人被允许随意地进行智力上的提升,是否会产生更激烈的不良竞争,造成更严重的贫富差异？在脑机接口研发的过程中,审慎地对这些问题进行思考,对于人类社会的健康发展是必需且有益的。

第8章
启示和思考①

一、脑科学研究的启示

虽然人类对脑和神经系统的研究可以追溯至遥远的年代,但是从实证科学的角度来看,现代脑研究的起始点定在19世纪初叶可能是比较合理的,因为正是在那个时候,被誉为"大脑生理学创始人"的德国解剖学家加尔(F. Gall)推测,精神过程是由脑实现的。在此之后不久,语言区被定位。但这只是现代脑科学在舞台上灿然亮相的序幕。序幕之后是正剧,两位主角应该是神经元学说的奠基人卡哈尔(S. Cajal)和首次提出突触这一概念的英国科学家谢灵顿(C. Sherrington)。自此之后,脑科学的发展呈现清晰的脉络。起初是对脑和神经系统的形态和总体功能的描述和分析。不久,人们就不满足于现象的描述,而是应用多学科技术研究更深层次的机制,特别是细胞生物学和分子生物学的崛起,为脑科学家提供了新技术和新思路,从而有可能更深刻地揭示神经活动的本质。从一个全新的角度所揭示的层出不穷的新现象和意义深远的

① 本章的部分内容曾刊于参考文献[1],但大部分已改写,并作了拓展。

新规律,又进一步推进着这种探索。然而,当细胞和分子水平的研究蜂拥而起,甚嚣尘上时,明智的科学家又开始强调,应该以整合的观点来推进脑科学研究。那么从脑科学发展的这条清晰的轨迹,我们能得到何种认识上的启示呢?

第一,作为自然科学的一个分支,脑科学研究遵循与其他分支相似的规律,即从宏观的现象入手逐渐把研究深入到微观的机制。脑是由神经细胞组成的复杂系统,脑科学就是对这个复杂系统的运作所显现的现象在微观水平进行机制的研究。以"意识"这样的复杂精神现象为例,近年来在细胞、分子水平的研究已经深入到这一现象某些本质的方面。这样一些从性质上来说是还原论的分析,扩展了我们的视界,使我们得以洞察精神活动固有的细胞、分子机制,显然有助于推进精神现象的生物学基础的认识。这对于达到脑科学的根本目的——为各种行为(包括心智活动)提供神经生物学基础是重要的一步。

第二,作为一门实验性科学,脑科学研究的进展在很大程度上有赖于研究技术和手段的研发和完善。在20世纪初,卡哈尔对神经元形态的清晰描述,几乎完全仰仗于高尔基银染法的应用。50年代微电极细胞内记录和染色技术的发展,使人们有可能把神经细胞的形态和功能紧密地相关起来,从而使我们对神经活动的认识出现了革命性的变化。免疫组织化学方法的应用使人们有可能将神经递质的研究和神经细胞形态学的研究紧密地结合起来。在

70年代末发明并逐渐完善的膜片钳技术,大大促进了对离子通道的研究,从而使人们能对神经活动的基本过程——神经信号的发生、转导,突触传递进行细致的分析。分子遗传学方法的不断更新,不仅使不少遗传性神经、精神疾患的缺失基因的定位得以成功,对于了解特定基因在神经系统中的功能也起了重要的推动作用。磁共振成像是用无线电波和磁体来构建大脑的三维影像,而功能性磁共振成像则用于跟踪大脑特定区域的活动,正是这两项核心技术,使绘制大脑连接图谱成为可能。光遗传学技术致力于用基因工程手段使神经元变得对光敏感,从而可以通过光照来控制其活动状态。长期以来,脑科学家一直有这么一个愿望:既能看清楚大脑结构的整幅画面,又能在局部区域对图像有很高的空间分辨能力,能看清细节。透明脑技术实现了他们的这一愿望。这种技术既可确定发生某种变化的局部细节,又能同时获知发生变化的区域在大脑中所处位置的信息。应用基因测序技术、DNA条形码和能在神经元之间传播的病毒(如狂犬病毒),来构建大脑神经连接图谱,大大提高了效率。正是由于这些技术的研发,脑科学显示出前所未有的发展速度。

与此同时,科学已无数次证明,选择合适的实验标本或动物,对于解决相应的科学问题是至关紧要的。早期对神经兴奋和动作电位的传导规律的阐明,枪乌鲗大神经标本功不可没。对突触传递过程的了解,神经肌肉接头标本所提供的信息,多于任何其他标本。对于脑的高级功能——学习和记忆的基本规律的了解,在许多方面,依赖于海兔的简单的神经系统,而线虫和果蝇用于脑科学的研究也已持续多年了。

在颜色视觉研究中,有一个实例很好地显示了研究进展如何取决于技术的创新和合适的标本的选择。按心理物理学实验结果,较早就推测出颜色视觉的三变量性。杨(T. Young)据此提出了色觉的三色理论。这个理论最初实际上就是一个假设,长时间以来并未被证实。20世纪70年代,日本科学家研发了尖端超细的微电极,大大改进了细胞内电信号的记录,同时,他们又发现金鱼的视网膜中与颜色辨别有关的光感受器——视锥细胞直径较大,用微电极比较容易刺入其中。就这样,他们把改进的技术和合适的标本结合起来,将超细尖端的微电极刺入了视锥细胞,记录它们对不同波长光的反应,证实了视网膜中确有3种具有不同光谱敏感性的视锥细胞。这是对色觉机制认识上的一次飞跃。

第三个启示是,在脑科学中,应用较简单、传统的单一技术来进行研究,显然已经落伍,人们总是努力地把多学科技术结合起来,从不同侧面对所研究的问题形成更完整、更深入的认识。例如,曾独步学界的电生理技术,现在多半与药理学、生物化学、细胞生物学、分子生物学、计算科学等多种学科相结合。这样的研究所达到的深度和广度是以往的研究无法企及的。脑科学家已经清楚地认识到,对脑功能,特别是脑的高级复杂功能,所研究的问题本身就决定了只有通过多学科技术的协同,才能在更深的层次上揭示其本质。脑科学的这一特点也强调了合作的重要性,特别是对有着重大意义的专题,需要从现在开始就事先做好布局。其中,如何加强脑研究和类脑人工智能研究之间的紧密联系是当务之急。科学家学科背景间的差异,为两者之间的紧密联系设置了障碍,这样的障碍必须破除。

最后一个启示是,现在脑科学的发展更多地体现的是群体的智慧。在脑科学发展的早期,研究的学科范围窄,人员数量有限,几个人或几个实验室工作就可能成为整个脑研究推进的原动力,主导其研究方向。卡哈尔的神经元学说,谢灵顿的反射理论,以及巴甫洛夫的条件反射理论,都曾起过这样的作用。但是,在20世纪50年代之后,这种情况日益减少,人们很难再提出少数几项可以说是影响脑科学全局的研究工作。这不仅是因为脑研究的面越来越宽,更重要的是,认识上的深化已经到了这样一个阶段,任何局部或单一层次上的工作都不足以显著地左右脑科学的发展。尽管科学的每一个进步,都可以清晰地听到一些杰出代表人物的声音,但是推动当代研究潮流的,不再是几个人或几个实验室,而是整个脑科学家群体了。

二、关于脑的理论思考

在本书的最后一部分,我们尝试对脑科学作一般性的评论,并对若干热点问题进行理论上的思索。鉴于人类思维是大脑活动的一种表现形式，那么当我们试图就脑活动的本质作总体性评述的时候，不可避免要涉及自然哲学问题。让我们先从关于脑的哲学性思考开始吧。

1.哲学上的思考

哲学所论述的，从根本上来说，是有关客观世界和主观表象之间的关系。我们在第2章中已经通过呈现米勒--莱尔错觉显示，视知觉并非一定是客观世界的真实印象。中国有一句成语"百闻不如一见"，这一"见"有时得到的竟是一个走了样的客观世界。在19世纪下半叶，根据当时自然科学的发展情况，在《反杜林论》里，恩格斯曾作过这样的表述："到目前为止，没有一个例子迫使我们得出这样的结论：我们的经过科学检验的感性知觉，会在我们的头脑中造成一种在本性上同现实不符合的关于外部世界的观念；或者在外部世界和我们关于外部世界的感性知觉之间，存在着天生的不一致。"[2] 但是，现在我们已经看到，这种天生的不一致是存在的。研究已经充分表明，视觉对外部世界并非如照相机一样的作真实的摹写。我们在第2章中介绍了新的预测性感知理论，这是对感知本质认识的一种深化。传统上，对唯物主义认识论的一种经典表述是"我们的感觉、我们的意识，只是外部世界的印象"。这种认识反映了百年前在科学上对感知只有有限了解的实际情况，人们把感知简单地看成是外部现实世界的一个直接窗口。当人们拥有这样的观点时，那信号流自然是应该自下而上(bottom-up)从感觉表面流向大脑,而来自大脑的自上而下(up-bottom)的信号流至多起一点修饰的作用。之后,人们逐渐认识到,存在自下而上的信号流固然是无可置疑的,但来自大脑的自上而下的信号流是如此之强烈,在许多情况下可能起主导作用,也就是说,感知并非外部客观世界的一种被动的记录,而是一种大脑主动建构的过程。正如19世纪下半叶德国物理学家、生理学家亥姆霍兹(H. v. Helmholtz)所言,感知是一种下意识的推理。归纳起来说,感知反映了大脑主动建构的视觉世界和视网膜影像所包含的信息相互作用的结果。

对感知的这种认识上深刻的变化,无疑将修正或者颠覆一些重要的传统哲学观念。哲学是我们的大脑观察和分析自然界、人类社会的发展和运行所必须遵从的基本原则,这些原则必然会随着科学的发展而变得更加完善。一些伟大人物在某个历史时期所表述的哲学思想是基于当时已经获得的科学认识。这些哲学观念无疑将在人类的科学实践、社会实践的过程中,不断地被修正,这就是与时俱进。

2. 关于人工智能和人类智能的关系

在第6章中已经谈到了这个问题,鉴于这一问题重大的现实意义,有必要再作一点深入的讨论。

　　自从20世纪40年代电子计算机问世以后，人们常把它与人脑相类比。人脑最重要的特点之一是具有智力，能思维，那么电脑能思维吗？更准确地说，人们争议的问题是：单纯凭借某种计算程序而运转的计算机能思维吗？或者说，程序本身是否具有思维的要素？

　　许多科学家对这个问题的回答是肯定的。由于已经证明每项可有效计算的函数均可作递归计算，而任何一种可递归计算的函数均可由普通的数字计算机在有限时间内进行计算，那么一个很自然的推论是，只要给予正确的程序，加以正确的输入、输出方式，存储器容量足够大，时间又充分，计算机就能够对任意环境显示一种系统性的反应，即应该认为计算机是可以实现有意识的思维的。

　　不同的意见则认为，计算机对人类认知能力的模拟只是形式上的，缺少人类所具有的按环境变化，利用广阔的背景知识储备的能力；计算机程序只是符号的处理，也就是说只是句法上的，而大脑则赋予符号以内涵，即语义。因此，人脑产生精神现象的方式，不可能仅靠计算机程序的执行来实现。

　　正是由于已经讨论过的有关脑的高级复杂功能的特点，我们对思维的本质及其运行机制的了解还非常肤浅，因此也难以对思维作出精确的科学定义。当然，可以把思维定义为人类特有的精神过程，从而从根本上排斥机器思维的可能性，但是这并没有解决问题本身。在音乐史上,曾经因为格列高利圣咏(Gregorian chant)①缺少巴赫使用的密接和应的对位、平行声部进行和主题镜式转位,有专家就不把它看作音乐。这两种情况颇有类似之处。因此,让我们避开在思维定义上的争执,应该承认实施人类思维功能的机器现在已经出现了。我们应该深刻思考的问题是,当人工智能发展如此之迅速,对人类社会已经形成咄咄逼人的态势时,人工智能会不会有一天终于超越人类的智能,从而驾驭人类社会? 人类社会应该怎么办?

人工智能的发展是惊人的。从数字运算能力来看,时至今日,计算机早已遥遥领先于人类。在逻辑推理方面,如果以下国际象棋或围棋为例,人类现在还是"稍逊风骚",但不久之后恐怕也将难以望其项背。就智力的核心——创造性而言,一个智力平常的普通人与一个精心设计的智能机器人以"单挑"的方式进行竞争也很可能落败。但是,这种智力的比较应该是在人类和智能机器人总体之间进行。我们相信"人类思维按它的本性、使命、可能和历史的终极目标来说是至上的和无限的"(恩格斯语),人工智能只可能逐渐逼近人类智能,但不能穷尽它。还需要特别强调的是,人类的智力也并非一成不变,它也将亦步亦趋,达到新的水平。

当然对这一问题的认识,见仁见智。学科发展有其自身的规

①格列高利圣咏,由教皇圣格列高利一世采用的颂歌,其节奏自由,音阶有限,通常无伴奏。

律,很难预测。就人工智能而言,它在问世之初曾几度沉浮,在世纪之交突然渐成气候。这一方面是社会的需要,另一方面也归于学科发展的内在动力,最初是蓄势待发,一旦时机成熟,就一发而不可收。人工智能和人类智能高下之争虽然饶有兴味,但毕竟不是燃眉之急,而且现在还没有迹象表明,在可以预见的将来人工智能会全面超越人类智能。但是,智能机器人融入人类社会已经是不可避免的了。

3. 还原论分析和整合性阐述

我们在第 1 章曾追溯过人类对脑和神经系统研究走过的道路。在最初的年代,人类对大脑及其功能仅有极肤浅的了解,而能够用来做研究的工具又极其有限,因此把脑看作一个整体来进行研究。一直到 19 世纪下半叶,对大脑的整体观基本上没有变化,至多把脑分成了不同的区,这些区分别实施不同的功能,在这方面对语言中枢的定位最有代表性。20 世纪初格式塔(Gestalt)心理学派在阐释脑的功能时强调经验和行为的整体性,努力建立一个与外部世界相应的综合的内部表象,实际上是把脑作为完整整体的功能上的表现。

卡哈尔建立的神经元学说可以说是科学家们应用还原论的方法研究脑的发端和基础。当人们发现原来认为是一个整体的大脑,其实是由千千万万个神经细胞组合起来的,自然就会提出许多问题,诸如:这些组成单元在脑的不同功能区是如何活动的? 在不同的神经细胞之间存在着怎样的联系？等等。离子通道被发现之后，人们自然会问：动作电位与离子通道有何关系？离子通道在突触传递中起什么作用？等等。于是，在细胞和分子水平方面的工作就逐渐广泛开展起来，进行得风生水起，从20世纪50年代起就主导了神经科学的发展。这种把脑的活动还原成最基本的细胞和分子水平的事件，是实证科学发展中必须特别注意的。自然科学的发展已经无数次证明，自然界复杂性本源与在微观层次发生的相对简单的过程有着紧密的联系，由此所积累的大量知识，正是我们全面深入了解脑的活动的基石。

在脑科学中进行还原论分析的另一层含义是，从简单的系统着手，来阐述脑的复杂工作原理。这里所说的简单系统，既包括低等动物简单的神经系统，也指高等动物结构和功能相对都比较简单的部分。我们之所以能这样做，是因为不管是简单的还是复杂的神经系统，就神经信号的发生、传递和处理而言，都存在着若干基本的工作原理，这些原理对于了解复杂的大脑运作方式具有重要意义。在学习和记忆的研究方面，对低等动物海兔敏感化、习惯化行为的细胞分子机制的研究取得了世所公认的成果。视网膜，由于其细胞类型不多，排列整齐，分层清楚，可以视为复杂大脑中结构和功能相对比较简单的部分。当然，如果要把在简单系统中获得的结果扩展到高等动物，包括人的身上，需要非常谨慎和小心。如果把简单神经系统的运行规律比作A、B、C这样一些字母，那么复杂神经系统的运行规律就像是由这些字母组成的复杂的句子,单从基本的组成单元来推测这些单元组成的复杂句子的意义,将是困难的。总之,脑科学的内涵决定必须进行还原论式的分析。但是,单纯这样的分析可能产生误导,特别是试图从基本组分(如基因、离子通道、神经元等)的性质和活动来外推大脑的运行方式,有其本质上的局限性;进行这种跨越组构层次的讨论,必须慎之又慎,并必然有许多保留。

近年来,人们开始强调用整合的观点来研究脑。整合的含义是多方面的。首先,神经活动的多侧面性,要求多学科的研究途径。神经科学家们已经清楚地认识到,任何单一方面的研究所能提供的资料,在广度和深度上都有明显的局限性。只有多方面研究的配合,才能在更深的层次认识神经活动的本质。

整合观点的另一种含义是,对脑活动的研究必须是多层次的。所有的神经活动都有整体上的表现,而对这种表现的基础和机制的分析,不可避免会涉及各种组构层次。低层次(细胞分子水平)的工作为较高层次的观察提供分析的基础,而较高层次的观察,又有助于引导低层次工作的方向和体现其功能。一方面,要作好还原论式的分析;另一方面,又要注重各个层次和各个方面研究的综合。这两种研究策略的汇合,不只是在方法和概念上,而且将使不同学科更加自然、更加深刻地交融起来。学科之间的界限往往不是壁垒分明的,随着知识的积累,随着不同研究策略的融合,学科间严格的分界线将会更加淡化,科学家们确信他们将有可能最终形成对行为的统一的生物学认识。

名词解释

第1章 科学的终极疆域

布罗德曼分区系统：按细胞组构将大脑皮层划分为一系列解剖区域的系统，每个半球52个分区，分别实施不同功能。最早由德国神经科医生布罗德曼(K. Brodmann)提出。

大脑皮层：控制躯体的最高级中枢，不同的区域行使不同功能，按其功能命名：视皮层、躯体感觉皮层、运动皮层等。与布罗德曼分区有一定的相关，如初级视皮层相当于布罗德曼17区。

失语症：脑组织病变、损伤后产生的一种疾病，其特点是语言产生、理解或表达能力受损。

神经细胞：神经系统的基本组成单元，又称神经元。是一种高度分化的细胞,结构上分为胞体、树突和轴突3个区域。树突用于接收来自其他神经细胞的信号,轴突用于把信号传递给其他神经细胞。

突触:神经元之间的特殊连接点,传递信息的部位。在脑中主要的突触类型是化学突触,通常由突触前膜、突触间隙和突触后膜三部分构成,突触前膜(突触前终末)释放神经传递物质(递质),递质穿过突触间隙与突触后膜上的受体相结合,完成信号传递。除化学突触外,还有电突触,形成电突触的相邻细胞在电学上耦合。

正电子发射断层扫描术(PET):核医学临床检查影像技术,将某种代谢物质标记上短半衰期的放射性核素注入人体,通过检测该物质的聚集来反映代谢活动的情况。

功能性磁共振成像术(fMRI):神经影像学技术,通过应用磁共振造影测量神经元活动所引发的血液动力改变,来检测不同脑区的活动情况,分为静息态和任务态两种。

脑电记录技术:记录大脑细胞群自发性、节律性放电活动的技术,如脑电图(EEG)是通过放置在头皮表面的电极进行记录。

神经环路:不同类型和功能的神经元经突触连接起来,形成传递、处理某种特定信息的通路。

第2章 感知的本质

海马：大脑边缘系统的一部分，在短时记忆巩固转化成长时记忆中起重要作用，同时也负责空间定位等功能。

药物抵抗：部分患者对相应的治疗药物不敏感，或长期使用后对药物产生耐受。

第3章 记忆之谜

陈述性记忆：又称外显记忆，是对事实、事件、情景以及它们间相互关系的记忆，能用语言来描述，包括语义记忆和情景记忆两种。

非陈述性记忆：又称内隐记忆，在无意识参与的情况下建立，其记忆的内容无法用语言来描述。

神经可塑性：为了主动适应和反映外界环境的各种变化，神经系统能发生结构和功能的改变，并维持一定时间。

杏仁核：大脑边缘系统的一个核团，具有参与情绪和情感的调控、学习和记忆、联合注意等功能。

基因工程：又称为DNA重组技术，是在分子水平上对基因进行操作，以达到改变物种遗传特征的技术总称。如将外源基因通过体外重组后导入受体细胞内,使这个基因能在受体细胞内复制、转录、翻译表达的操作。

光遗传学技术:结合基因工程和光控的方法来选择性地兴奋或抑制某一类细胞的技术,具有高时空分辨率和细胞类型特异性两大特点。

药物成瘾:又称为药物依赖,指习惯于摄入某种药物而产生的一种依赖状态,撤去药物后可引起一些特殊的症状(戒断)。

第4章 意识——世界之结

无创伤脑成像技术:无须开颅手术的脑部扫描检测技术,通常包括X射线计算机断层成像、近红外光学成像、核磁共振成像、计算机断层扫描术、正电子发射断层扫描术、脑电图和脑磁图等。

神经振荡:中枢神经系统中的节律性或重复性神经元群体活动。神经振荡的幅度变化通常认为来自神经元活动的局部同步化。

丘脑:感觉传导的中继站,除嗅觉外,各种感觉的传导通路均在丘脑内中继,然后投射到大脑皮层,它同时从大脑皮层接收输入。

经颅磁刺激(TMS):用脉冲磁场跨颅作用于大脑皮层神经元,改变其电活动。

微管：是一种具有极性的细胞骨架，由α、β两种类型的微管蛋白亚基形成的微管蛋白二聚体。微管系统存在于所有哺乳动物细胞中，并广泛存在于真核生物细胞中。细胞内与微管结合的蛋白质统称为微管相关蛋白。

脑深部电刺激（DBS）：经植入患者脑内的电极，用电脉冲发生器刺激大脑深部的一些神经核团，调控大脑神经环路功能。

第5章　脑疾病症结

β淀粉样蛋白：由淀粉样前体蛋白（amyloid precursor protein, APP）水解而来，在细胞基质沉淀聚积后具有很强的神经毒性作用，在神经系统退行性病变中起作用。

神经原纤维缠结：阿尔茨海默病患者大脑神经元中的病理变化，成对螺旋丝形成平行束状以细丝彼此连接成混合微丝，含量与临床痴呆程度相关。

胆碱酯酶：是一类糖蛋白，通常分为乙酰胆碱酯酶和羟基胆碱酯酶两类，主要作用为水解乙酰胆碱。乙酰胆碱是胆碱能神经（如副交感神经、运动神经、交感神经节前纤维等）末梢释放的一种神经递质。

兴奋性氨基酸受体：具有两个羧基和一个氨基的酸性游离氨基酸（如谷氨酸），是中枢神经系统的主要兴奋性神经递质，在中枢中含量最高、分布最广、作用最强，当与其受体（特殊的蛋白质）结合会使突触后神经元产生一系列变化。

肠道菌群：人体肠道的正常微生物，包括双歧杆菌、乳酸杆菌等，可以合成多种人体必需的维生素，还能利用蛋白质残渣合成必需氨基酸。通常认为它们能够影响消化和免疫，近年来据报道对大脑活动也有一定影响。

药物靶点：药物在体内作用时与生物大分子结合的部位，通常包括受体、酶、离子通道、转运体、基因等。

主动免疫：也称为自动免疫，指将疫苗或类毒素接种于人体，是机体产生获得性免疫力的防治措施，通常用于微生物感染的预防。

被动免疫：指机体被动接受抗体、致敏淋巴细胞及其产物所获得的特异性免疫能力，相比于主动免疫，被动免疫没有潜伏期，效应快，但维持时间短。

黑质：位于中脑的脑内合成多巴胺的主要核团。

多巴胺：脑中含量最丰富的儿茶酚胺类神经递质，多巴胺调节障碍会引起多种神经和精神疾病，如帕金森病、多动症、精神分裂症等等。

截瘫：为瘫痪的一种类型，通常病因为脊髓损伤。脊髓颈膨大以上横贯性病变引起的截瘫为高位截瘫，第三胸椎以下的脊髓损伤引起的截瘫为双下肢截瘫。

神经胶质细胞：中枢神经系统中除神经元外的另一种重要细胞，主要有星形胶质细胞、少突胶质细胞和小胶质细胞等。在哺乳动物中，神经胶质细胞与神经元的数量比约为10:1。

淋巴细胞：体积最小的白细胞。由淋巴器官产生，主要存在于淋巴管中循环的淋巴液中，是机体免疫应答功能的重要细胞成分。

巨噬细胞：血液中的一类细胞，能吞噬细胞残片及病原体，在动物体内参与非特异性防卫（先天性免疫）和特异性防卫（细胞免疫）。

神经干细胞：神经系统中具有分裂潜能和自更新能力的母细胞，在合适的条件下能分化为神经元、星形胶质细胞和少突胶质细胞。

壳聚糖：具有生物降解性、细胞亲和性和生物效应等独特性质的碱性多糖。

转录组：广义上指某种生理条件下，细胞内所有转录产物的集合，包括信使RNA(mRNA)、核糖体RNA、转运RNA及非编码RNA；狭义上指所有mRNA的集合。

微环境：指细胞间质及其中的体液成分，参与构成细胞生存的环境。微环境的稳定是保持细胞正常增殖、分化、代谢和功能活动的重要条件，微环境成分的异常变化可使细胞发生病变。

5-羟色胺：又名血清素，最早从血清中发现，是一种抑制性神经递质，通常参与情绪调节。

主要组织相容性复合体(MHC)：是一组编码动物主要组织相容性抗原的基因群的统称，不仅控制着同种移植排斥反应，更重要的是与机体免疫应答、免疫调节及某些病理状态的产生均密切相关。

突触修剪：在许多哺乳动物（包括人类）幼年期和青春期开始之间发生的突触消除过程，包括轴突和树突完全衰退和死亡，以及树突棘的脱落。通常认为这是发育过程的必要步骤，可以移除冗余和不必要的神经元结构，并进行神经修复，有利于进一步建立神经可塑性。

第6章 人类智能 vs 人工智能

线性加权：是一种评价函数，按各目标的重要性赋予其相应的权重系数，然后对它们的线性组合寻找最优解的多目标规划问题的方法。

非线性激活：通过激活函数，在神经网络中引入非线性因素，来拟合各种曲线。常见的激活函数有：sigmoid 函数、tanh 函数、ReLU 函数等。

离子通道：由细胞产生的特殊蛋白质构成，在生物膜上分布，是离子跨膜运输的通路，完成膜内外的离子交换。

深度学习：是机器学习的一个新的研究方向，在人工神经网络中学习样本数据的内在规律和表示层次，旨在通过学习使机器具有人一样的分析能力，能识别文字、图像、声音等数据。

强化学习：受行为心理学的启发建立的一种机器学习范式。指智能体（agent）以试错的方式进行学习，通过与外界环境交互作用获得奖赏，环境对学习结果进行优劣评价，并对评价为优的结果提供强化信号，以帮助其产生更加正确的行为。

第7章 脑机接口——变科幻为现实

脑皮层电图（ECoG）：通过在硬脑膜表面放置电极，或将电极直接放置于硬脑膜下方的大脑皮层表面，来收集皮层脑电信号，其信号质量比非侵入性的脑电高很多。

生物相容性：指非活性材料与生命组织间的相容程度。

肌电图（EMG）：肌肉收缩时所产生的微弱电流可通过在皮肤的适当位置附着电极进行记录，所记录的电流波形谓之肌电图。

超声：频率高于 20 000 Hz 的声波，方向性好，反射能力强，易于获得较集中的声能。

激光：原子受到辐射时所激发出的光，具有高定向、高亮度、单色性和大能级的特点。

第8章 启示和思考

微电极：尖端通常小于 1 μm 的玻璃电极，能记录单个神经细胞上的电信号。

免疫组织化学法：应用抗原和抗体结合的原理，将已知抗体标上荧光素，以此作为探针检测细胞或组织内的相应抗原（多肽、蛋白质等大分子物质）的分布定位，也可以进行定量分析。

递归计算：是一种通过重复将问题分解为同类的子问题而解决问题的方法。

参考文献

第1章 科学的终极疆域

1. Kandel E R. In Search of Memory: The Emergence of a New Science of Mind [M]. New York: W. W. Norton & Company, 2007. 有中译本：埃里克·坎德尔. 追寻记忆的痕迹：新心智科学的开创历程[M].喻柏雅,译. 北京：中国友谊出版公司,2019.（此处引文直接从原文译出）

第2章 感知的本质

1. Hubel D, Wiesel T. David Hubel and Torsten Wiesel [J]. Neuron, 2012, 75(2): 182–184.

2. Chang L, Tsao D Y. The Code for Facial Identity in the Primate Brain [J]. Cell, 2017, 169(6): 1013–1028 e14.

3. Quiroga R Q. How Do We Recognize a Face? [J]. Cell, 2017, 169(6): 975–977.

4. Quiroga R Q, Reddy L, Kreiman G, et al. Invariant Visual Representation by Single Neurons in the Human Brain [J]. Nature, 2005, 435(7045): 1102–1107.

5. Bassett D S, Mattar M G. A Network Neuroscience of Human Learning: Potential to Inform Quantitative Theories of Brain and Behavior [J]. Trends in Cognitive Sciences, 2017, 21(4): 250–264.

6. Kliemann D, Adolphs R, Tyszka J M, et al. Intrinsic Functional Connectivity of the Brain in Adults with a Single Cerebral Hemisphere [J]. Cell Reports, 2019, 29(8): 2398–2407 e4.

7. Seth A K. Our Inner Universes[J]. Scientific American, 2019, 321(3): 40–47.

第3章 记忆之谜

1. Lashley K S. In Search of the Engram [M]//Society for Experimental Biology, Physiological Mechanisms in Animal Behavior(Society's Symposium Ⅳ). Oxford, England: Academic Press, 1950: 454-482.

2. Silva A J, Kogan J H, Frankland P W, et al. CREB and Memory [J]. Annual Review of Neuroscience, 1998, 21: 127-148.

3. Silva A J. Memory's Intricate Web [J]. Scientific American, 2017, 317(1): 30-37.

4. Josselyn S A, Tonegawa S. Memory Engrams: Recalling the Past and Imagining the Future[J]. Science, 2020, 367(6473).

5. Liu X, Ramirez S, Pang P T, et al. Optogenetic Stimulation of a Hippocampal Engram Activates Fear Memory Recall[J]. Nature, 2012, 484(7394): 381-385.

第4章 意识——世界之结

1. Dennett D C. Conciousness Explained [M]. London: Penguin UK, 1993.

2. Crick F. The Astonishing Hypothesis: The Scientific Search for the Soul [M]. New York: Scribner's, 1995. 有中译本: 弗朗西斯·克里克. 惊人的假说[M]. 汪云九等, 译. 长沙: 湖南科学技术出版社, 2018.

3. Piaget J. The Psychology of Intelligence [M]. London and New York: Routledge, 2001.

4. Sutherland S. The International Dictionary of Psychology [M]. New York: Crossroad Pub Co., 1989.

5. Koch C. The Quest for Consciousness: A Neurobiological Approach [M]. Englewood: Roberts & Company Publishers, 2004. 有中译本: 克里斯托夫·科赫. 意识探秘: 意识的神经生物学研究[M]. 顾凡及, 侯晓迪, 译. 上海: 上海科学技术出版社, 2012.

6. Tallon-Baudry C, Bertrand O, Delpuech C, et al. Oscillatory Gamma-Band(30-70 Hz)Activity Induced by a Visual Search Task in Humans [J]. The Journal of Neuroscience, 1997, 17(2): 722-734.

7. Tononi G, Boly M, Massimini M, et al. Integrated Information Theory: From Consciousness to Its Physical Substrate [J]. Nature Reviews Neuroscience, 2016, 17(7): 450-461.

8. Kandel E R. In Search of Memory: The Emergence of a New Science of Mind [M]. New York: W. W. Norton & Company, 2007. 有中译本: 埃里克·坎德尔. 追寻记忆的痕迹: 新心智科学的开创历程[M]. 喻柏雅, 译. 北京: 中国友谊出版公司, 2019.

9. Koubeissi M Z, Bartolomei F, Beltagy A, et al. Electrical Stimulation of a Small Brain Area Reversibly Disrupts Consciousness [J]. Epilepsy & Behavior, 2014, 37: 32-35.

10. Redinbaugh M J, Phillips J M, Kambi N A, et al. Thalamus Modulates Consciousness via Layer-Specific Control of Cortex [J]. Neuron, 2020, 106(1): 66–75 e12.

11. Casarotto S, Comanducci A, Rosanova M, et al. Stratification of Unresponsive Patients by an Independently Validated Index of Brain Complexity [J]. Annals of Neurology, 2016, 80(5): 718–729.

12. Hofstadter D R. Mathematical Chaos and Strange Attractors [M]//Metamagical Themas: Questing for the Essence of Mind and Pattern. New York: Basic Books, 1985.

13. Greenfield S A. The Human Brain: A Guided Tour [M]. New York: Basic Books, 1998. 有中译本:苏珊·格林菲尔德. 人脑之谜[M]. 杨雄里等,译. 上海:上海科学技术出版社, 2008.

第5章 脑疾病症结

1. Ferreira D, Nordberg A, Westman E. Biological Subtypes of Alzheimer Disease: A Systematic Review and Meta-Analysis [J]. Neurology, 2020, 94(10): 436–448.

2. Long J M, Holtzman D M. Alzheimer Disease: an Update on Pathobiology and Treatment Strategies [J]. Cell, 2019, 179(2): 312–339.

3. Sperry R W. Chemoaffinity in the Orderly Growth of Nerve Fiber Patterns and Connections [J]. Proc Natl Acad Sci U S A, 1963, 50(4): 703–710.

4. Yang Z, Zhang A, Duan H, et al. NT3-Chitosan Elicits Robust Endogenous Neurogenesis to Enable Functional Recovery after Spinal Cord Injury [J]. Proc Natl Acad Sci U S A, 2015, 112(43): 13354–13359.

5. Oudega M, Hao P, Shang J, et al. Validation Study of Neurotrophin-3-Releasing Chitosan Facilitation of Neural Tissue Generation in the Severely Injured Adult Rat Spinal Cord [J]. Experimental Neurology, 2019, 312: 51–62.

6. Rao J S, Zhao C, Zhang A, et al. NT3-Chitosan Enables de Novo Regeneration and Functional Recovery in Monkeys after Spinal Cord Injury [J]. Proc Natl Acad Sci U S A, 2018, 115(24): E5595–E5604.

7. Post F. Creativity and Psychopathology. A Study of 291 World-Famous Men [J]. The British Journal of Psychiatry, 1994, 165(1): 22–34.

8. Debnath M, Cannon D M, Venkatasubramanian G. Variation in the Major Histocompatibility Complex [MHC] Gene Family in Schizophrenia: Associations and Functional Implications [J]. Progress in Neuro-Psychopharmacology and Biological Psychiatry, 2013, 42: 49–62.

9. Balter M. Schizophrenia's Unyielding Mysteries [J]. Scientific American, 2017, 316(5): 54–61.

第6章 人类智能 vs 人工智能

1. Barlow H B. Intelligence, Guesswork, Language [J]. Nature, 1983, 304(5923): 207–209.

2. Gardner H, Kornhaber M L, Wake W K. Intelligence: Multiple Perspectives [M]. New York: Harcourt Brace College Publishers, 1996.

3. Schacter D. Psychology [M]. Basingstoke: Palgrave, 2011.

4. Diamond M C, Scheibel A B, Murphy G M Jr, et al. On the Brain of a Scientist: Albert Einstein [J]. Experimental Neurology, 1985, 88(1): 198-204.

5. Chomsky N. Language and Mind [M]. Cambridge, MA: Cambridge University Press, 2006.

6. Bickerton D. Language and Species [M]. Chicago: University of Chicago Press, 1990.

7. McCulloch W S, Pitts W. A logical Calculus of the Ideas Immanent in Nervous Activity [J]. Bulletin of Mathematical Biology, 1990, 52(1-2): 99-115, discussion 73-97.

8. Russell S J, Norvig P. Artificial Intelligence: A Modern Approach [M]. Hoboken, NJ: Pearson, 2016.

9. Akopyan F, Sawada J, Cassidy A, et al. Truenorth: Design and Tool Flow of a 65 mW 1 Million Neuron Programmable Neurosynaptic Chip [J]. IEEE Transactions on Computer-Aided Design of Integrated Circuits and Systems, 2015, 34(10): 1537-1557.

10. Tuma T, Pantazi A, Gallo M L, et al. Stochastic Phase-Change Neurons [J]. Nature Nanotechnology, 2016, 11: 693-699.

11. Abu-Hassan K, Taylor J D, Morris P G, et al. Optimal Solid State Neurons [J]. Nature Communications, 2019, 10(1): 5309.

12. Banino A, Barry C, Uria B, et al. Vector-Based Navigation Using Grid-Like Representations in Artificial Agents [J]. Nature, 2018, 557(7705): 429-433.

13. Dabney W, Kurth-Nelson Z, Uchida N, et al. A Distributional Code for Value in Dopamine-Based Reinforcement Learning [J]. Nature, 2020, 577(7792): 671-675.

14. Harari Y N. Homo Deus: A Brief History of Tomorrow [M]. London: Vintage, 2017. 有中译本:尤瓦尔·赫拉利. 未来简史:从智人到智神. 林俊宏,译. 北京:中信出版集团,2017.

15. Calvin W H. How Brians Think: Evolving Intelligence, Then and Now [M]. New York: Basic Books, 1996. 有中译本:威廉·卡尔文. 大脑如何思维:智力演化的今昔. 杨雄里,梁培基,译. 上海:上海科学技术出版社,2007.

第7章 脑机接口——变科幻为现实

1. George J A, Kluger D T, Davis T S, et al. Biomimetic Sensory Feedback Through Peripheral Nerve Stimulation Improves Dexterous Use of a Bionic Hand [J]. Science Robotics, 2019, 4(32): 2352-2358.

2. Benabid A L, Costecalde T, Eliseyev A, et al. An Exoskeleton Controlled by an Epidural Wireless Brain-Machine Interface in a Tetraplegic Patient: a Proof-of-Concept Demonstration [J]. The Lancet Neurology, 2019, 18(12): 1112-1122.

3. Garrity L. Electromyography: A Review of the Current Status of Subvocal Speech Research [J]. Memory & Cognition, 1977, 5: 615−622.

4. Hinke R M, Hu X, Stillman A E, et al. Functional Magnetic Resonance Imaging of Broca's Area during Internal Speech [J]. Neuroreport, 1993, 4(6): 675−678.

5. Anumanchipalli G K, Chartier J, Chang E F. Speech Synthesis from Neural Decoding of Spoken Sentences [J]. Nature, 2019, 568(7753): 493−498.

6. Raij T T, Riekki T J. Poor Supplementary Motor Area Activation Differentiates Auditory Verbal Hallucination from Imagining the Hallucination [J]. Neuroimage Clinical, 2012, 1(1): 75−80.

7. Pais-Vieira M, Lebedev M, Kunicki C, et al. A Brain-to-Brain Interface for Real-Time Sharing of Sensorimotor Information [J]. Scientific Reports, 2013, 3: 1319.

8. Rao R P, Stocco A, Bryan M, et al. A Direct Brain-to-Brain Interface in Humans [J]. PLoS One, 2014, 9(11): e111332.

9. The Royal Society. iHuman Perspective: Blurring Lines between Mind and Machine [R]. (2019−09−10)[2020−03−30]. https://royalsociety.org/topics-policy/projects/ihuman-perspective/.

10. Musk E, Neuralink. An Integrated Brain-Machine Interface Platform with Thousands of Channels [J]. Journal of Medical Internet Research, 2019, 21(10): e16194.

第8章 启示和思考

1. 杨雄里. 脑科学的现代进展[M]. 上海: 上海科技教育出版社, 1998.

2. 恩格斯. 反杜林论[M]. 中共中央马恩列斯著作编译局, 译. 北京: 人民出版社, 1970.

图片来源

部分图片来自：

图 1.2 视觉中国，壹图网；图 2.2 Quiroga et al., 2005，壹图网；图 4.2 Koch, 2017；图 5.1 Ferreira et al., 2020；图 5.2 Steinberg, 2015；图 7.2 Fonds de Dotation Clinatec；图 7.4 Musk et al., 2019。

图书在版编目(CIP)数据

探索脑的奥秘/杨雄里,肖晓著.—上海:上海科技教育出版社,2020.12

("科学家之梦"丛书)

ISBN 978-7-5428-7406-1

Ⅰ.①探… Ⅱ.①杨… ②肖… Ⅲ.①脑科学-普及读物 Ⅳ.①R338.2-49

中国版本图书馆CIP数据核字(2020)第225557号

丛书策划 卞毓麟 王世平 匡志强
责任编辑 殷晓岚
封面设计 杨艳渊
版式设计 杨 静

上海文化发展基金会图书出版专项基金资助项目

"科学家之梦"丛书

探索脑的奥秘

杨雄里 肖晓 著

出版发行 上海科技教育出版社有限公司

　　　　　　(上海市柳州路218号 邮政编码200235)

网　　址 www.sste.com　www.ewen.co
经　　销 各地新华书店
印　　刷 上海颛辉印刷厂有限公司
开　　本 890×1240　1/32
印　　张 4.125
版　　次 2020年12月第1版
印　　次 2020年12月第1次印刷
书　　号 ISBN 978-7-5428-7406-1/N·1110
定　　价 35.00元